ONE WORLD, ONE HEALTH

ONE WORLD, ONE HEALTH
Historia de «**Una Sola Salud**»

Dr. Santiago Vega García

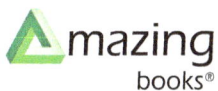

mazing
books®

Veterinaria
Medicina

Es propiedad de:
© 2016 Amazing Books S.L.
www.amazingbooks.es

Editor: Javier Ábrego Bonafonte

Centro de Arte y Tecnología
Avenida Ciudad de Soria, N º8
50003 Zaragoza - España

Primera impresión: octubre 2016

ISBN: 978-84-945421-4-5
Depósito Legal: Z 1394-2016

Sumario

PRESENTACIÓN

Desde el clásico lema de la profesión veterinaria *Higia pecoris salus populi* hasta el actual *One Health*; para los veterinarios nada ha cambiado, solo el idioma y el paso del tiempo (siglos). Los veterinarios siempre tuvimos claro que nuestro principal objetivo era asegurar la salud pública evitando el contagio de enfermedades desde los animales y sus productos a las personas. Zoonosis como la rabia, la hidatidosis, la triquina, la brucelosis, la tuberculosis, y más actualmente la salmonelosis, la listeriosis o el campilobacteriosis, siempre han sido enfermedades que han figurado como prioritarias en nuestros planes de control y erradicación y efectivamente hoy ya algunas de ellas han dejado de ser un problema en nuestro país.

Por tanto desde nuestro punto de vista nunca ha habido una línea divisoria entre salud animal y salud pública ya que ambas cosas están, en muchos casos, íntimamente relacionadas.

Durante muchos años en nuestra España rural este concepto de *One Health* se aplicó sin mucho boato con el trabajo conjunto y diario del veterinario y el medico que trabajaban y vivian en todos y cada uno de nuestros municipios. La desaparición de los veterinarios titulares, la especialización de la medicina y la creciente población urbana difuminaron esta conexión y la hicieron más larga y compleja.

Sírvanos esta idea de *One Health* para construir nuevamente las pasarelas de comunicación necesarias entre ambas profesiones, sin ninguna duda de esta colaboración solo podrá resultar la mejora de la vida de nuestros ciudadanos que es nuestro principal y común objetivo.

Valentín Almansa de Lara
Director General de Sanidad de la Producción Agraria
Ministerio de Agricultura Alimentación y Medio Ambiente

PREFACIO

N ada más comenzar a ojear el libro que ahora tiene entre sus manos, del Dr. Santiago Vega García, el amable lector percibirá claramente que la medicina de los brutos ha tenido un largo recorrido a lo largo de la historia. Desde una balbuciente ciencia, más artesanal y práctica que científica, hasta las modernas y atractivas Ciencias Veterinarias de la actualidad han tenido que pasar varios siglos. El hombre, es incuestionable, que siempre quedó atraído por los animales que le rodeaban. De ello dan prueba los frisos, las obras de arte, los monumentos religiosos, la arquitectura, los jeroglíficos egipcios, la numismática y otras muchas expresiones artísticas. De forma muy simplificada, hombre y animal han compartido la Naturaleza. De sus relaciones bióticas, tanto intraespecíficas como interespecíficas se estableció, en origen, un equilibrio entre los seres de un mismo biotopo. Esta es la razón de que en el Edén todos se encontrasen en el mismo plano. Su biotopo y biocenosis era compartido, en sus diversas formas, con las diferentes especies de animales. Bien es cierto que entre ellos existían relaciones de competencia, depredación parasitismo, explotación, comensalismo, foresia, epibiosis, mutualismo y otras más, que no cito por ser conocidos estos términos de todos los que militan en las Ciencias de la Salud. No olvidemos que el común denominador que nos une a todas las profesiones sanitarias es la Biología. Todos, de una forma u otra, somos Biólogos aplicativos y especializados.

Más bien antes que después el hombre se las tuvo que ver con el dolor y la enfermedad. Pero antes tuvo que aprender a calmar el hambre. Atender a su alimentación y a la enfermedad fueron dos de los ingredientes que le movieron a acceder al conocimiento. Parafraseando a nuestro inmortal veterinario Ramón Turró y Darder diremos que los orígenes del conocimiento se encuentran en el hambre, y yo añado: en el hambre de saber. Esta es la consecuencia de que en un principio las enfermedades de los seres vivos eran curadas, o sanadas, o atendidas por la misma mano.

A medida que el zurrón donde se guardaban los talentos se abultaba por los conocimientos adquiridos gracias a la observación y la experiencia, se estableció por epigénesis, es decir, capa tras capa, una incipiente especialización. De este modo fueron apareciendo diferentes especialidades en el ámbito de la Medicina (que, como ya hemos adelantado, era única). Así aparecieron físicos, cirujanos, alfajemes, sangradores, algebristas, alquímicos, aromateros, parteras, dentistas, y otros especialistas entre los humanos; en la medicina de los brutos (generalmente polarizada hacia el caballo y sus híbridos) hicieron su aparición otros médicos que con diferente especialización pasaron a denominarse hipiatras, medicus veteri, medicus equarius, medicus pecuarius, mulomédicus, sangradores, albéitares, sanadores y un largo etcétera de expertos que con una cierta capacitación legal transitaban por la medicina. Diferentes circunstancias, que no vienen al caso citar ahora, hicieron que ésta se desgajase en dos ramas: una dedicada a la especie humana y otra a la de los animales. Una y otra solo se diferenciaba en el objeto de su aplicación. Hubo un momento en que se dividieron y ambas corrieron paralelas, pero no distanciadas.

Les advierto que ha pasado desapercibido por muchos de los sanitarios una asignatura, con personalidad propia; me refiero al estudio de la Nosología. Esta introducción a la patología general, tan denostada a veces por los estudiantes, ponía en pie de igualdad a médicos y veterinarios. En ella se recogían capítulos muy interesantes sobre la vida, la salud y la enfermedad. No fuimos capaces de acuñar en ese instante el término de «UN MUNDO, UNA SALUD», aunque estoy convencido que en las mentes de una parte de los sanitarios ya estaba asentado este concepto desde hacía muchos años.

Tuvo que llegar el siglo XXI para que las Asociaciones Mundiales de Médicos y Veterinarios sintiesen la necesidad de sentarse por primera vez para tratar, con seriedad, la existencia de UNA SALUD. Promover la colaboración con un enfoque multidisciplinar e interactivo es sumamente enriquecedor pues de este modo se fomenta la investigación sobre las zoonosis y las enfermedades infecciosas trasmitidas por vectores. Insisto, los resultados de esta colaboración serán, de ahora en adelante, espectaculares.

Estoy muy de acuerdo con la Dra. René Carlson, presidenta de la Asociación Mundial de Veterinaria, cuando dijo el pasado año que: «Éste ha sido el primer paso de los profesionales médicos y veterinarios en un modelo de colaboración que marcará el futuro. Una Salud -dijo- no se inició hace siglos, sino hace cientos de miles de años. Ahora llevamos algunos tratando este asunto, pero lo que en realidad vivimos desde hace algún tiempo médicos y veterinarios es una vuelta a la unión tras una separación temporal».

En el siglo XXI no queda más remedio que trabajar juntos.

Consciente de este nuevo resurgir, el Dr. Vega García hace suyo este proyecto y lo demuestra y difunde a lo largo de las páginas de este libro. Creo que la iniciativa que hoy asume constituye un acierto y por ello le felicito.

Dr. Luis Ángel Moreno Fernández-Caparrós
General Veterinario(R)
Académico de Número
Real Academia de Ciencias Veterinarias de España

PRÓLOGO

La Veterinaria tiene como lema "Hygia Pecoris Salus Populi". Esta frase encierra en sí misma la principal misión de esta profesión: cuidar la salud de la población. Y ello puede realizarse en muchos y variados campos: en la producción animal, con programas de alimentación y mejora; en el cuidado adecuado de los animales, que evite una transmisión de enfermedades entre ellos y hacia el hombre; y en la seguridad alimentaria, garantizando el consumo de alimentos seguros y saludables. Por todo ello, este libro que tengo el honor de prologar es tan importante. Porque vierte en sus páginas notas históricas precisas y actualiza conceptos claves en la sanidad animal explicando la evolución histórica en la adquisición de conocimientos.

En este libro explica la llegada a la veterinaria moderna, que está basada en el conocimiento científico, que utiliza herramientas de última tecnología para su desarrollo y que en la sociedad actual utiliza términos como colaboración e interacción entre las distintas profesiones sanitarias e integración de conocimientos básicos. Todo ello mediante la realización de actividades multidisciplinares, que hace que esta profesión se distinga entre las distintas actividades sanitarias por su versatilidad y su amplia base conceptual. Por todo ello, el concepto «un mundo, una salud« es más actual que nunca y encaja en un marco profesional sanitario integral.

Sobre el autor unas últimas palabras. El profesor Vega García es un magnífico profesional veterinario, con una calidad humana excepcional, que aúna experiencia y conocimiento en el tema que desarrolla esta publicación. Además, sus más de 25 años como docente e investigador avalan la sabiduría de quien conoce las fuentes y la maestría del que sabe transmitirlas. Sus años de gestor universitario, actividad que realiza en paralelo a sus tareas docentes e investigadoras, le han permitido aunar mayores conocimientos, lo que redunda, para gran alegría de quien esto escribe, en una manera clara de trasmitir conocimientos y valores a las actuales y futuras generaciones de veterinarios.

Esta es, sin duda, una gran publicación, con rigor histórico, precisa y amena, que no defraudará a los profesionales sanitarios que se asomen a ella en busca de información en un tema tan actual.

Prof. Dr. Pedro L. Lorenzo
Decano de la Facultad de Veterinaria de la
Universidad Complutense de Madrid
Presidente de la Conferencia de Decanos de
Facultades de Veterinaria de España

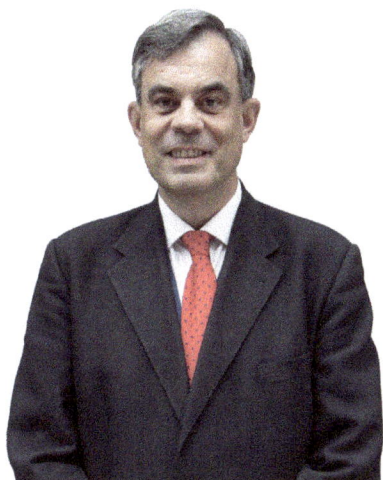

Santiago Vega García, autor del libro, es el decano de la facultad de Veterinaria de la Universidad CEU Cardenal Herrera. Doctor en Veterinaria por la Universidad Complutense de Madrid con una tesis sobre el virus de la Diarrea Vírica Bovina (1999. Diplomado en Sanidad por la Escuela Nacional de Sanidad Carlos III de Madrid (1996), Master Universitario en Dirección y Gestión de Centros y Proyectos Sociosanitarios (2010) y Máster en Sanidad y Producción Porcina por la Universidad de Lleida (2011). Es Perito Veterinario y Experto de la Comisión del Medicamento Veterinario de la Conselleria de Sanitat de la Generalitat Valenciana. Ha trabajado como responsable de Organización y Desarrollo del Departamento de Medios de Cultivo del Instituto Llorente S.A. de Madrid. Ha organizado y desarrollado el Laboratorio de Campañas de Saneamiento Ganadero del Laboratorio Regional Agrario de la Comunidad de Madrid. En todos estos años ha pertenecido como miembro de pleno derecho en diversas Comisiones de la Universidad, procesos de Autoevaluación de los estudios de Veterinaria por la European Association of Establishments for Veterinary Education (EAEVE), delegado por el

Rector en los cinco proyectos de diseño de plan de estudios y título de grado en Fisioterapia, Farmacia, Odontología, Veterinaria y Enfermería. Actualmente es Secretario de la Conferencia Española de Facultades de Veterinaria de España. También ha participado en diferentes proyectos en el Istituto Superiore di Sanità, Dipartimento di Sanità Pubblica Veterinaria e Sicurezza Alimentare de Roma (Italia), Università de Pisa (Italia), Università de Bologna (Italia), Università Degli di Perugi (Italia), Faculty of Veterinary Science of Budapest (Hungría), etc. Ha sido durante tres años Secretario Académico (1997/2000) de las titulaciones de Veterinaria primero a la que se sumaría Farmacia después, ambas pertenecientes al Centro Universitario San Pablo-CEU-Veterinaria, Coordinador del Programa de Doctorado en "Ciencia Animal" de la Universidad Politécnica de Valencia y el programa "Ciencias de la Salud" de la Universidad CEU Cardenal Herrera, y Decano (2000-) de la Facultad de Ciencias Experimentales y de la Salud, inicialmente constituida por las titulaciones de Veterinaria y Farmacia, a las que posteriormente se añadirían Odontología, Enfermería y Fisioterapia. Complementa su trayectoria con el ingreso en la "Real Academia de Medicina de la Comunidad Valenciana" como único miembro veterinario de esta institución a la fecha.

A mis padres por estar siempre a mi lado y
hacer de mí lo que ahora soy

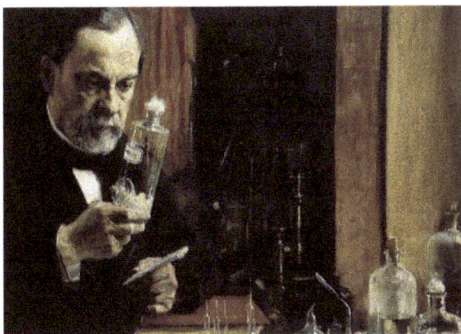

«El médico se ha ocupado históricamente
de cuidar del hombre y el veterinario
lo ha hecho de la humanidad»

Louis Pasteur *(1822-1895)*

INTRODUCCIÓN

Con este libro, queremos presentar y reforzar la idea de que *One World, One Health,* (en su expresión inglesa) no es solo un lema afortunado, sino la formulación sencilla y contundente de que las profesiones sanitarias deben remar al mismo ritmo y en la misma dirección para cumplir con el papel social que tienen asignado. Desde esta tribuna me animo, y animo a los profesionales médicos y veterinarios a participar en el que será, sin duda, el primer paso de un camino que nos llevará lejos. De la colaboración cercana entre médicos y veterinarios, y la interacción con los estudiantes de las facultades correspondientes, que un día nos tomarán el relevo, ayudarán a que nuestra demanda de medios de trabajo, investigación e infraestructuras sanitarias no vuele con el viento y ayude en este ambicioso proyecto.

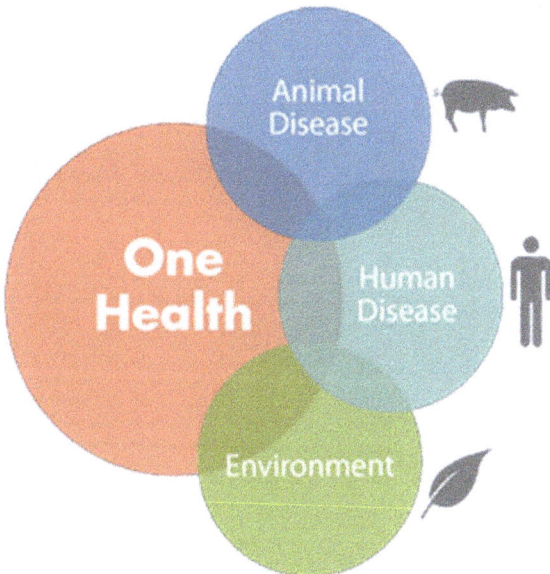

Médicos y veterinarios, de aquí y allá, en todas partes del mundo, llevan décadas trabajando en paralelo en la lucha contra las enfermedades que acosan al hombre, a los animales y al entorno que nos cobija. Somos muchos los que creemos llegada la hora de que ambas líneas paralelas confluyan y aúnen fuerzas cada una desde su perspectiva en un proyecto común: Una salud.

One Health es un concepto sólido desde la vertiente intelectual, está científicamente verificado, ha calado en las autoridades y prende entre la ciudadanía. Las bases del proyecto están cimentadas. Falta por armar el instrumento que nos permita compartir información y avanzar –casi sin darnos cuenta– trabajando en red. Es complejo y necesita algo de tiempo, pero está en nuestras manos hacerlo realidad.

Este libro es un pequeño ladrillo que viene a sumarse a esa construcción común de «**Una Sola Salud**».

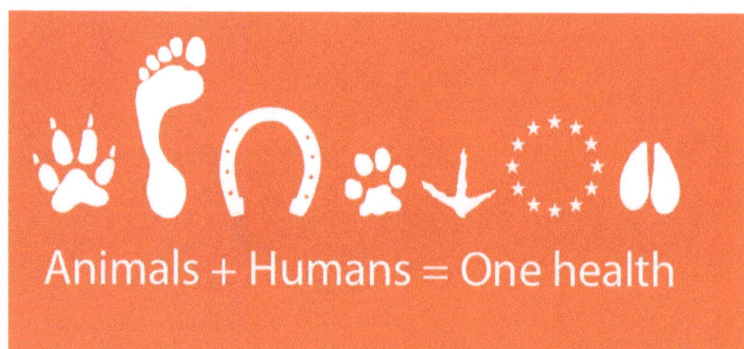

Animals + Humans = One health

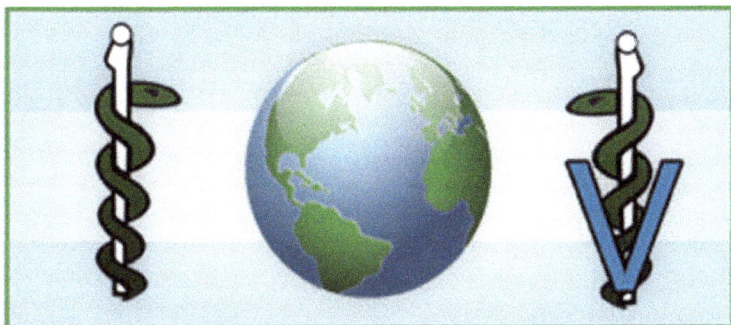

«May there never develop in me the notion
that my education is complete
but give me the strengthand leisure and zeal continually
to enlarge my knowledge».
Maimonides

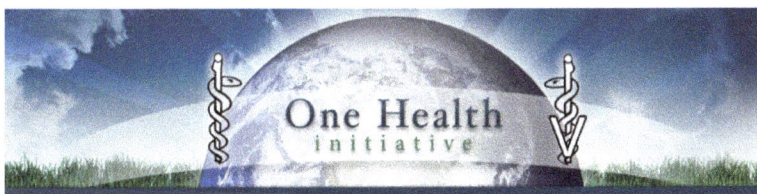

One Health
initiative

HISTORIA DE
«UNA SOLA SALUD»

El principal y más desalentador desafío de la preparación de un relato histórico defendible y comprensivo de «Una Sola Salud» es el hecho de que hay numerosas perspectivas e interpretaciones del término. Además, un relato histórico normalmente se prepara en el contexto de un evento completado. En el caso de «Una Sola Salud», el concepto, las dimensiones, la conciencia, la aceptación y la adopción siguen en evolución.

La noción de «Una Sola Salud» no tiene un origen único en el pensamiento humano. Más bien, es una condición básica de la vida en la tierra, repetidamente re-descubierta y explorada más a fondo a lo largo de la historia de la humanidad. Desde tiempos inmemoriales, la salud y el bienestar de los seres humanos han estado íntimamente ligados a los animales y el planeta que comparten. La interdependencia de los seres humanos, los animales y el respeto por la tierra y el agua, que son el fundamento de «Una Sola Salud», son una parte intrínseca de la cultura y las creencias espirituales de muchas civilizaciones antiguas, y de los pueblos aborígenes modernos. Dado que, fundamentalmente es un concepto social, médico y ecológico, también se puede vislumbrar en varias formulaciones en el registro histórico del pensamiento occidental.

En el Principio...

En la **Antigua Mesopotamia**, los **Códigos sumerios de Ur-Nammu** (2500 a.C.) y de **Lipit-Ishtar** (1820 a.C.), que se corresponden con los reyes Ur y de Isdín, reglamentaron la práctica del médico y del veterinario, quienes pertenecen a la misma casta.

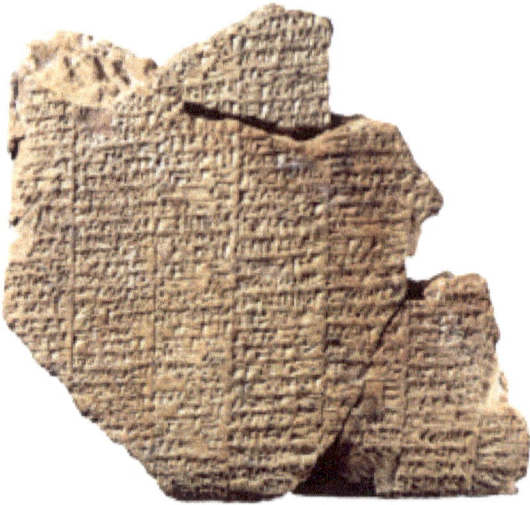

Código de Lipit-Ishtar.

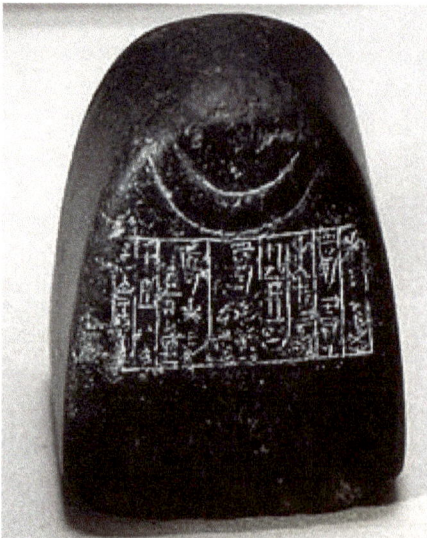

Código de Ur-Nammu.

Santiago Vega García

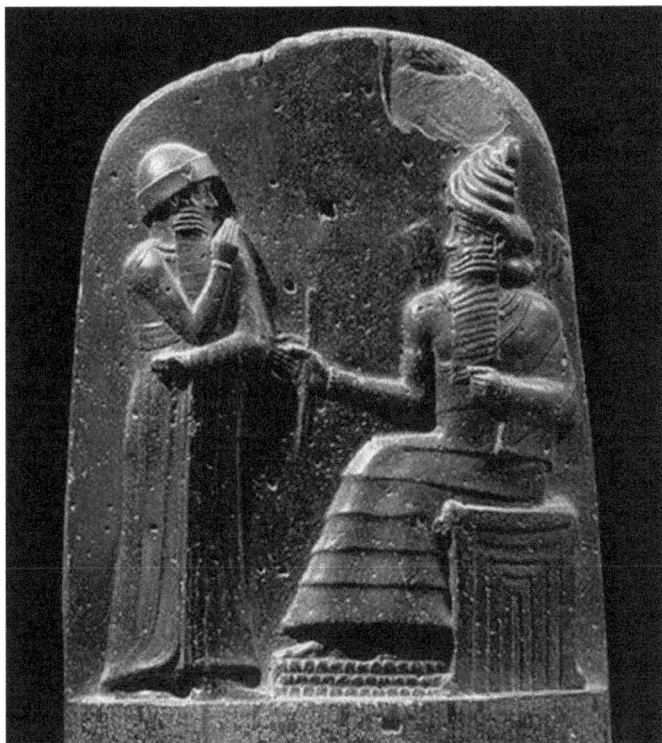

Código de Ammurabi.

Si bien, la creación y normalización de la enseñanza reglada de la profesión veterinaria es de hace 250 años, la **primera referencia escrita a los veterinarios como profesión** aparece recogida en el mesopotámico **Código de Hammurabi**, datado entre los siglos XVIII y XVII a.C. En él se incluyen dos artículos, el 224 y el 225, que regulan la actividad de los veterinarios, encargados de cuidar a los bueyes y a los asnos en aquella época:

> **Artículo 224.** Si un veterinario hace incisión profunda en un buey o en un asno y le salva la vida, el dueño del buey o del asno le dará al médico un sexto de siclo de plata como paga.

Artículo 225. Si hace incisión profunda en un buey o un asno y le causa la muerte, pagará al dueño del buey o del asno una cuarta parte de su valor.

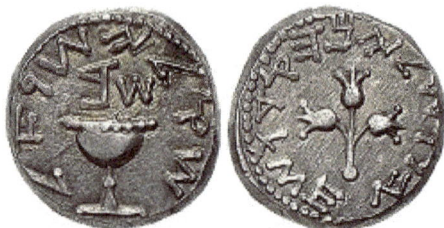

Siclo de plata de la Primera Guerra Judeo-Romana.

Pero hay un documento más antiguo, que el Código de Hammurabi, que podríamos considerar el «**primer tratado de Medicina Veterinaria** de la Historia», **el papiro de Kahun.** Aunque en él no se habla de los veterinarios como tales, pues parece que esta figura no existía en el antiguo Egipto y las labores de curación de los animales las realizaban los sacerdotes a los que se les presuponía unos conocimientos anatómicos al tener que embalsamar a ciertos animales.

Flinders y Petrie, dos arqueólogos ingleses, encontraron en la ciudad de Kahun esta serie de papiros originarios de la época del faraón Amenemhaït III, que reinó en el imperio del Nilo, durante el siglo XX a.C.

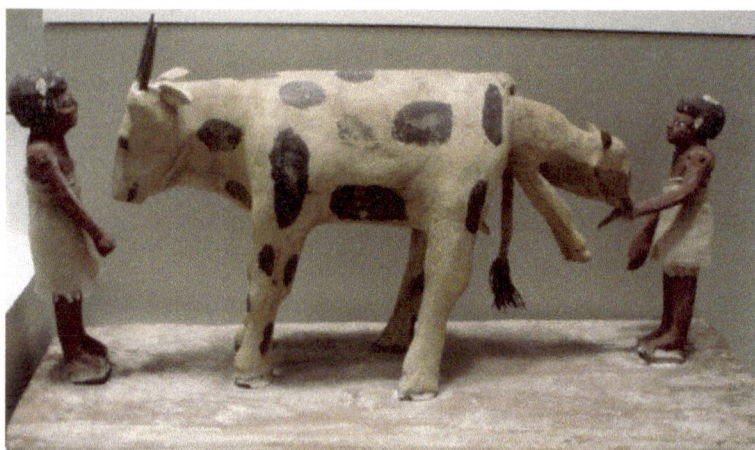

Santiago Vega García

A modo de enciclopedia, los papiros recogen el saber egipcio sobre matemáticas, medicina (fundamentalmente ginecología y obstetricia) o veterinaria. **En ellos se describen enfermedades del ganado y su tratamiento, así como patologías de perros (y, probablemente, de gatos que aparecían embalsamados).** Extensos fragmentos de estos documentos han llegado hasta nuestros días muy mal conservados, y no es posible traducirlos.

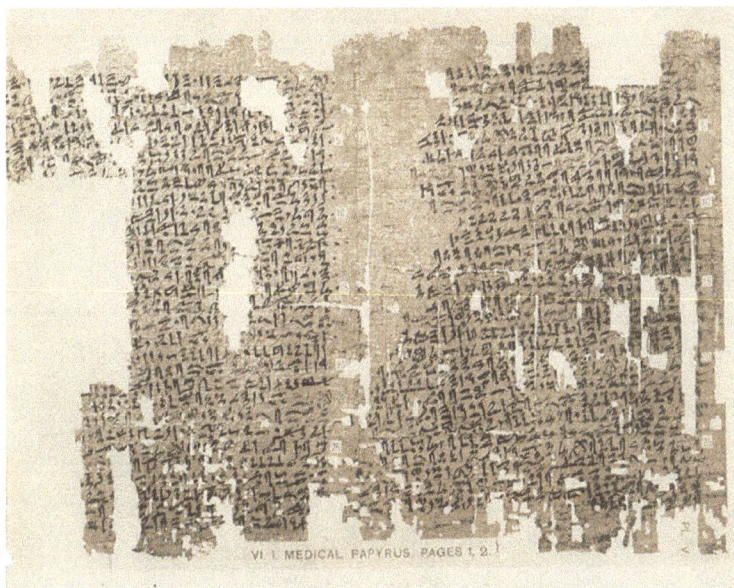

Papiro de Kahun.

Las fórmulas para luchar contra las enfermedades de los animales que se prescriben en este tratado tienen mucho de esotéricas y religiosas; es lógico puesto que los encargados de curar estos problemas eran los sacerdotes. Pero también se indican tratamientos preventivos y curativos como baños fríos y calientes, fricciones, cauterizaciones, sangrías, castración o métodos de reducción de fracturas, muchos de ellos basados en la utilización de plantas y minerales.

De todo el recetario para curar animales, sólo dos fragmentos legibles, y suficientemente extensos, han resistido el paso del tiempo. Algunas curiosas fórmulas se reproducen a continuación:

«Cómo tratar a un perro con una úlcera con gusanos:

[...] Una vez recitada la fórmula mágica, debo introducir mi mano en un recipiente lleno de agua colocado junto a mí. Cuando la mano alcance el hueso de su espalda, debe ser introducida en el recipiente cada vez que se ensucie, hasta que haya sido retirada toda la sangre seca o cualquier otra suciedad [...]».

«Cómo tratar a un toro resfriado:

Si veo a un toro hinchado, con lagrimeo en sus ojos, la frente arrugada, las encías enrojecidas y el cuello hinchado, hay que decir la fórmula mágica. Después, debo tumbarlo sobre un costado, salpicarlo con agua fría y masajear todo su cuerpo y sus ojos con calabaza o melón [...]

[...] Si no se recupera [...] debo vendar sus ojos con lino quemado para que dejen de lagrimear».

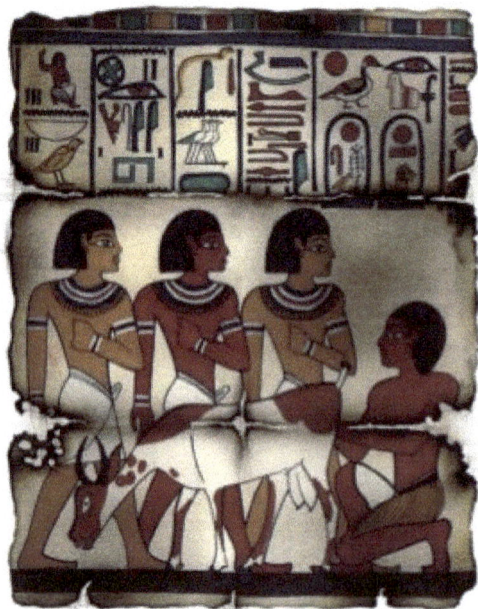

Pero a pesar de todo lo anterior, la enseñanza reglada de la veterinaria no aparece hasta que lo hace la primera escuela veterinaria del mundo, fundada en Lyon (Francia) en el año 1761 y que fue seguida inmediatamente por la de Alfort, cerca de París, en 1764. Ambas fundaciones, fueron iniciativas de **Claude Bourgelat.**

Al crear los primeros establecimientos de formación, Bourgelat confería al mismo tiempo un carácter científico y académico al oficio de sanar los animales, dando paso, de este modo, a la figura del veterinario.

Pero el genio de Bourgelat fue más lejos. Efectivamente, gracias a su fructífera colaboración con los cirujanos lioneses, también fue el primer científico que se atrevió a decir que al estudiar la biología y la patología del animal, se podría entender mejor las del hombre. Pero esta es otra historia que contaremos más tarde, no nos adelantemos en el tiempo.

La Medicina en Grecia

La **Grecia clásica** es la que abre la puerta científica a la Medicina, dotándola de unas bases clínicas y terapéuticas racionales. Tras una medicina hierática primitiva, surgió una medicina basada en la experiencia y en la demostración. De Grecia también provienen los primeros registros documentales sobre la práctica veterinaria en Europa. Éstos indican que hacia el año 500 a.C. ya había médicos de animales al servicio de algunas ciudades-estado.

Esta medicina racional griega nació de la confluencia de las interpretaciones racionales de la naturaleza formuladas por los pensadores presocráticos con la experiencia clínica acumulada por las agrupaciones de sanadores prácticos artesanales. A finales del siglo VI a.C., las escuelas médicas griegas más destacadas eran las de **Crotona**, **Agrigento**, **Cirene**, **Rodas**, **Cnido** y **Cos**. Estas escuelas no eran centros de formación reglamentada como hoy las conocemos, sino agrupaciones artesanales.

Consta la relación de las tres primeras con los presocráticos, aunque sobre la de Cirene existen escasas fuentes. La principal figura de la de Crotona fue **Alcmeón**, nacido en el último tercio del siglo VI a.C. y autor del primer libro médico griego del que se tiene noticia. La cabeza de la escuela de Agrigento fue **Empédocles**, la agrupación de Rodas desapareció muy pronto, y es prácticamente desconocida, mientras que de las de Cnido y Cos proceden la mayor parte de los textos que integran la Colección hipocrática.

Sobre el desarrollo de la Medicina también tuvo influencia **Tales de Mileto** (624 a.C-546 a.C.), que inicio el estudio de la naturaleza de una manera rigurosa y racional, buscando explicaciones sin atender a prejuicios, o especulaciones sobrenaturales. **Aristóteles** lo calificó como el primero de los «filósofos de la naturaleza». **Demócrito de Abdera** (460-370 a.C.) realizó disecciones, formuló teorías fisiológicas y se ocupó de cuestiones patológicas y clínicas.

Los griegos acuñaron el termino *hippiatrós* en su época clásica para designar al médico especializado en la medicina y cirugía del caballo. Pero la medicina no se desarrolló hasta el siglo VI a.C., con la Escuela Médica de Cos, en la que **Hipócrates** fue su discípulo más destacado. Conviene señalar que existieron varios Hipócrates, uno de ellos dedicado a la medicina animal. Si son observadores verán que «Hipócrates» se compone de «hippos=caballo», e «iatrós=crates=médico»; uno de estos Hipócrates era el que curaba y sanaba los caballos, como veremos más adelante. De este modo se fueron asentando los principios fundamentales del ejercicio racional de la medicina, como fue conocer los hechos guiándose por los propios sentidos y la importancia de la reflexión sobre los hechos observados. De esta época procede el *Corpus Hippocraticum*, donde se abordó la medicina con su método más científico. En estas obras se ha hablaba de enfermedades que hoy conocemos, como hidatidosis pulmonar, epilepsia, fiebre, y luxaciones de las articulaciones de los animales.

No obstante, la obra más importante fue la que se dedicó a las enfermedades del caballo: *Liber Ipocratis infirmitatibus equorum et curis eorum*. Hipócrates formuló la doctrina de los **cuatro humores**, con los que quería explicar la etiopatogenia de las enfermedades animales. Estos eran: sangre, cólera (o bilis amarilla), flema y melancolía (bilis negra o atrabilis) y su relación con las cualidades primarias del calor, frio, humedad o sequedad, y con los cuatro elementos aire, agua, fuego y tierra. En esencia, esta teoría mantuvo que el cuerpo animal estaba compuesto de cuatro sustancias básicas, llamadas humores (líquidos), cuyo equilibrio indicaba el estado de salud del bruto. Así, todas las enfermedades y discapacidades resultarían de un exceso o un déficit de alguno de estos cuatro humores.

Aristóteles (384-322 a.C.) tuvo gran influencia en el desarrollo de la veterinaria con el *Corpus Aristotélico*, que contiene tres libros: *Historia animalium*, sobre averiguaciones de las enfermedades; *De generatione animalium* y *De portibus animalium*, siendo éste un tratado de **anatomía comparada**. Se describían enfermedades de las ovejas, como la enterotoxemia, atribuyendo el mal al exceso de alimentos. También que los caballos mantenidos en pastos presentaban menos enfermedades que los estabulados. Aquí se describió el acto fisiológico de la rumia, los diferentes divertículos o estómagos de los rumiantes, los cotiledones placentarios, la ausencia de vesícula biliar de los caballos, entre otras muchas peculiaridades anatómicas. También se trataron las enfermedades de animales domésticos y se citan algunas, como el muermo pulmonar, distintos tipos de cólico, laminitis, a la que llamaba *ordeadura* o enfermedad de la cebada, y otras tan terroríficas como el ántrax o el tétanos. También se daban consejos sobre la hemostasia al fuego, cauterización de llagas y tendones, suturas, fístulas y métodos de castración.

A continuación vino la Escuela de Alejandría, en la que destacaron los médicos **Herofilo** y **Erasistrato**. Hicieron amplias descripciones de anatomía en cadáveres incluso vivisecciones en esclavos, criminales y animales. Fueron los primeros patólogos, al afirmar que las enfermedades se debían a la plétora de sangre y materias alimentarias en las venas, por lo que se obstruían y se rompían.

En la mayoría de los casos, la medicina humana anda pareja con la animal y en las obras de varias de estas figuras médicas hay descripciones relativas a ambas. Por ejemplo, **Demócrito**, el más importante naturalista griego anterior a Aristóteles, también estudió el interior de los animales para conocer la naturaleza de las enfermedades.

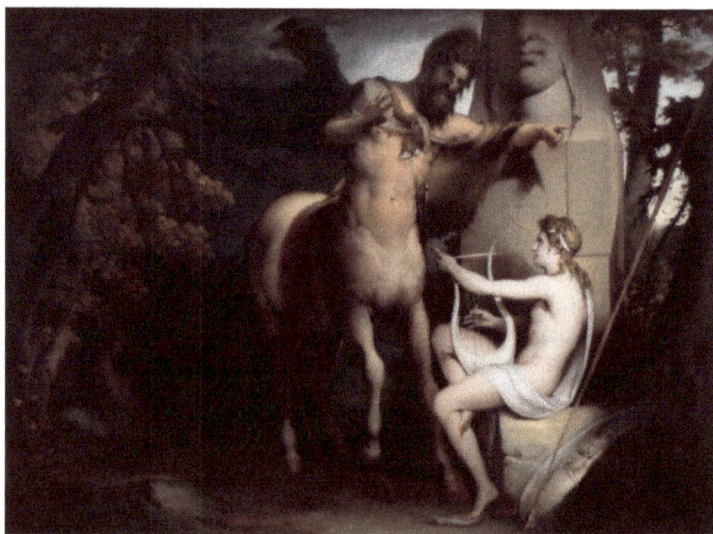

Los profesionales de la salud en la Grecia Antigua tenían sus raíces en los abundantes dioses mitológicos. Los primeros datos de la medicina animal aparecen con **Quirón** que, según la mitología griega, usaba sus conocimientos médicos para curar criaturas de todas las especies. Este enseñó a **Asclepios**, que trataba a humanos y a animales y que tuvo en **Epidauro** el templo donde realizó sus tratamientos. El emblema de Asclepios, una serpiente (o dracúnculo) enrollada en un palo, ha llegado a ser el símbolo internacional de la medicina humana y veterinaria.

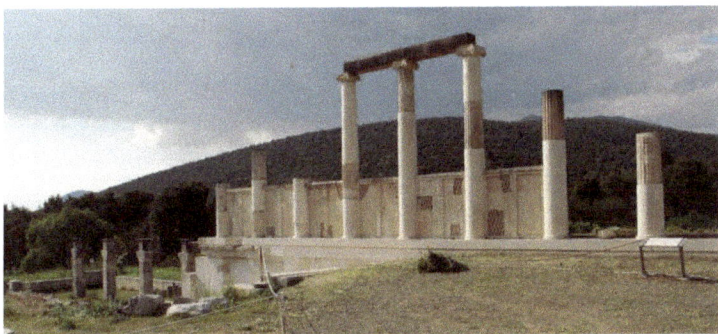
Santuario de Epidauro.

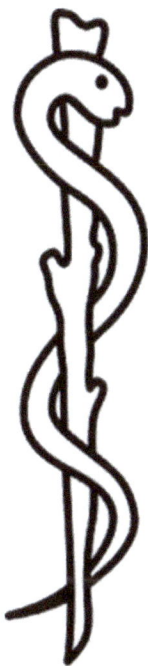

Quirón y Asclepios/Esculapio (para los romanos)

Quirón fue un centauro, y según la mitología griega, los centauros son seres creados por **Zeus**; que bajaron del Olimpo. Un centauro posee el torso y la cabeza del hombre, y el cuerpo de un caballo. Ellos son, por añadidura, individuos muy particulares, nada prudentes, nada juiciosos. Eran belicosos, valientes, caprichosos, ariscos, atacaban a los hombres generando batallas, como aquella en la que irrumpen en la fiesta de una boda, queriéndose llevar a la novia. **Quirón** (*Queirón* o *Chirón*) (siglos XIII-XII a.C.) es un centauro que se distingue por su sabiduría y bondad, era si un centauro, pero no era igual a los demás.

Para comprender quién fue Quirón, debemos remontarnos al primer libro de medicina veterinaria escrito en latín: *De re Rustica* (116-27 a.C.). Su autor fue Lucio Junio Moderato **Columela** (4 d. C.-70 d. C.), un romano nacido en la Hispania, que describe en su libro aspectos técnicos de la medicina veterinaria, así como también una serie de cuestiones relacionadas con lo mitológico. Columela cuenta que Quirón era un centauro distinto, inicio la **medicina comparada**. Pasaba por prudente, juicioso y sabio. Era hijo del titán **Cronus** (dios del tiempo y padre de Zeus), y de **Filira** (una hija de **Océano**), padre de **Aquiles** y **Sansón**. Habitaba en una cueva del monte Pelión, en Tesalia, y fue un gran maestro en música, caza, arte, medicina y cirugía, además de ser tutor de héroes como Aquiles o **Jasón**.

Cuenta la historia que el dios Cronos se enamoró perdidamente de Filira ante su acoso obsesivo, la ninfa pidió a Zeus que la convirtiera en yegua para así, disuadir las intenciones de Cronos, pero este, percatado de la acción de Filira se convierte en caballo para poseerla. De esta unión nació Quirón, mitad hombre, mitad caballo. Filira al ver el fruto de su vientre, después de un tortuoso parto, le pide a Zeus, que la convierta en tilo, para así no tener que amamantar a semejante criatura y lo abandona. A la sombra de este árbol y protegido por su padre adoptivo Apolo, crece Quirón bondadoso y sabio, interesado en la poesía, la escritura, y sobre todo, en las ciencias curativas;

la medicina y sus remedios, proporcionando alivio al débil y fuerza espiritual, al que se acerca a la muerte.

Quirón era medio hermano de Zeus, un semidiós y, como tal, inmortal. Cuando **Hércules**, uno de sus discípulos, lo hiere por error con una flecha envenenada, Quirón sufre terribles dolores pero no puede morir. Hércules entonces libera a **Prometeo**, que había sido castigado por los dioses a sufrir la pérdida constante de su hígado (y su regeneración), por su osadía de entregarle el fuego al Hombre. Hércules entonces, cambió la inmortalidad de Quirón por la mortalidad de **Prometeo**, y puso fin al agudo padecimiento de su maestro. Quirón, el sabio centauro, pudo finalmente morir y convertirse en una constelación de Sagitario, junto con Hércules. De esas tribus las pelasgas (luego helenos), las primeras en emigrar a Europa, cuidaba de sus rebaños con gran celo, pues éstos eran su principal sustento. Y quizás en una de esas tribus (en Tesalia o Emonia, donde se criaban los mejores caballos de la época), un viejo pero ágil y fuerte pastor llamado Quirón, se destacaba entre todos sus compañeros en el arte de hacer sanar las bestezuelas, con sus hábiles procedimientos médico-quirúrgicos. Y a su lado, con gran vocación, su joven pupilo **Asclepio/Esculapio** (siglo XIII-XII a.C.) aprendió el arte de hacer sanar las bestias, aplicándolo más tarde con éxito a los hombres los que lo elevaron a la magnitud de dios.

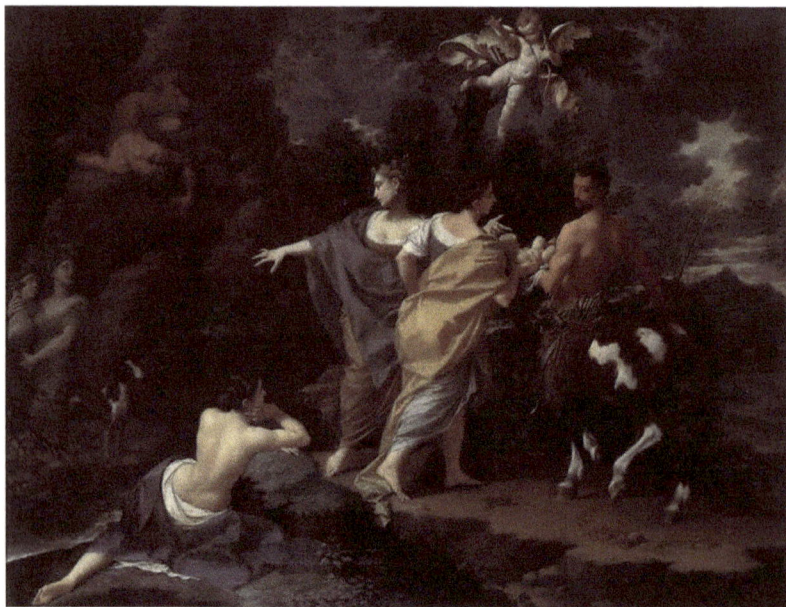

Aquiles en brazos del centauro Quirón Donato Creti Palacio de Acursio (Bolonia).

Quirón era el **patrón de la salud** y fue maestro de **Apuleyo**, **Melampus** sanaba ovejas, sabia como fabricar quesos, y tenía el don de comunicarse con los animales, Aquiles, **Aristaios**, otro discípulo de Quirón, fue considerado un gran médico de animales y **Asclepio** que trataba humanos y animales. Nuestra ciencia médica actual, no tuvo por tanto, su origen en la astrología ni en la hechicería, y sí en la medicina experimental, de la que Quirón (según los griegos), fue su primer intérprete. Dice **Plutarco**, que a Quirón se le atribuye el primer tratado de enfermedades del caballo.

La mayoría de los héroes mitológicos griegos se mueven entre la realidad y la ficción. Y de esta percepción no escapa Quirón, a quienes posteriores autores como **Virgilio**, Columela o **San Isidoro** les atribuyen apariencia de centauro y personalidad humana. Según ellos, Quirón debió ser un experto *mulomedicus*, un mito que perduro durante siglos.

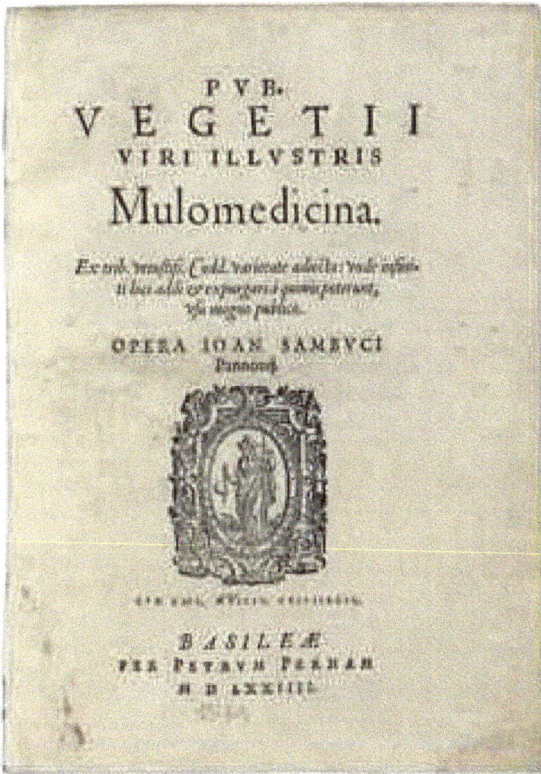

Quiero hacer resaltar el significado de esta leyenda helénica:

> Si el centauro, que es un ser mitad hombre y mitad caballo, está versado en ciencias médicas, tiene que ser por fuerza veterinario. Y al ser maestro del dios de la Medicina, tendremos: que la Mitología Griega nos enseña cómo la Ciencia Veterinaria fue creada primero y maestra después de la Ciencia Médica.

Poco importa que Quirón fuera una leyenda o una persona de carne y hueso a quien el tiempo le proporcionó atribuciones mitológicas. Hoy en día es el emblema de las facultades de veterinaria de España y, en otros países, la efigie de la Asociación Mundial de Historia de la Veterinaria, de la *British Veterinary Association*, y uno de los grandes símbolos científicos de la medicina humana y animal.

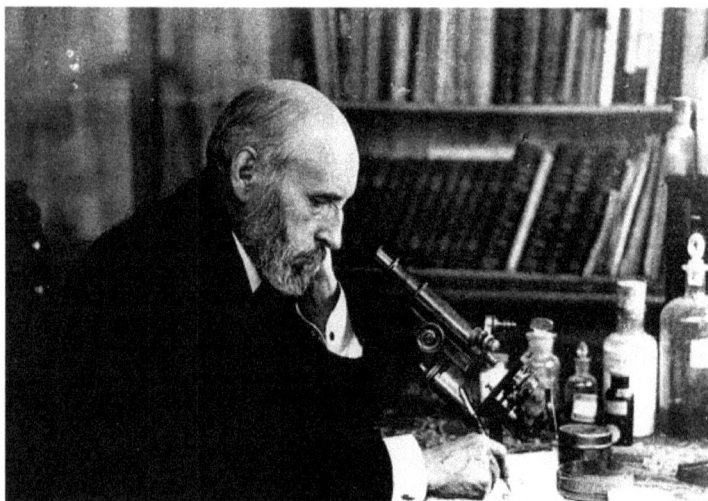

«Sonroja pensar que abunden hombres de ciencia que
menosprecien la veterinaria moderna, tan digna de todos
los respetos y consideraciones, y que tanto puede influir,
e influye, en la riqueza y salud de los pueblos»

Santiago Ramón y Cajal (1852-1934)

Según **Sanz Egaña:**

> Los griegos, en su afán de divinizar la sabiduría, hacen de-
> rivar el origen de la medicina animal del centauro Quirón;
> **Virgilio** cita a Quirón el de Filiria, y a su discípulo Melampus
> Amitonio, que sin duda eran los que mejor conocían las en-
> fermedades de los animales y, por consiguiente, enseñaron
> medicina animal (Geórgicas, III, 550).

Ávila I. *et al* nos citan la historia que Ovidio en las Metamor-
fosis (IV) cuenta sobre Quirón:

> Saturno se transformó en caballo para seducir a la ninfa Fili-
> ra, la cual al ver nacer a su hijo mitad hombre mitad caballo
> rogó a los dioses que la retiraran de entre los mortales. Los
> dioses, piadosos, la convirtieron en tilo y las flores de este
> árbol, durante la antigüedad, fueron apreciadas por sus exce-
> lentes propiedades curativas. Diana y Apolo enseñaron al jo-
> ven Quirón la caza, la medicina, la gimnasia, la adivinación y
> otras ciencias, las cuales él mismo estuvo encargado de trans-
> mitir a Jasón, Aquiles, Asclepio, Ulises, y Eneas, entre otros.

Santiago Vega García

Por último, la mitología griega nos presenta a **Aristeo**, hijo de Apolo y la ninfa **Cyrene** (que cuidaba los ganados de su padre). Las ninfas le enseñan el cultivo de la vid y del olivo, la apicultura y la cría del ganado y el aprovechamiento de la leche. Al crecer lo confían al centauro Quirón que lo ejercita como cazador y pastor imponiéndolo en la iátrica.

Como curiosidad señalamos que la raíz de la palabra quirófano viene de Quirón, el que procura el bien del otro, el que tiene la capacidad de curar con las manos, el dolor ajeno. Otros historiadores hacen derivar la palabra «cirugía» de «quiros=mano», raíz de quirúrgico y quiromancia, entre otras. Otros buscan una raíz hebrea a cuyas letras los escritores e investigadores dan la mayor antigüedad; sus figuras eran jeroglíficas, unas eran semejantes a animales y otras representaban cosas materiales, de este modo a la primera la llamaron Aleph, que algunos interpretan como buey: a la segunda Beth, que interpretan casa, y la Caph la quieren interpretar como mano, o palma de la mano; de este modo la cirugía es la obra de la mano.

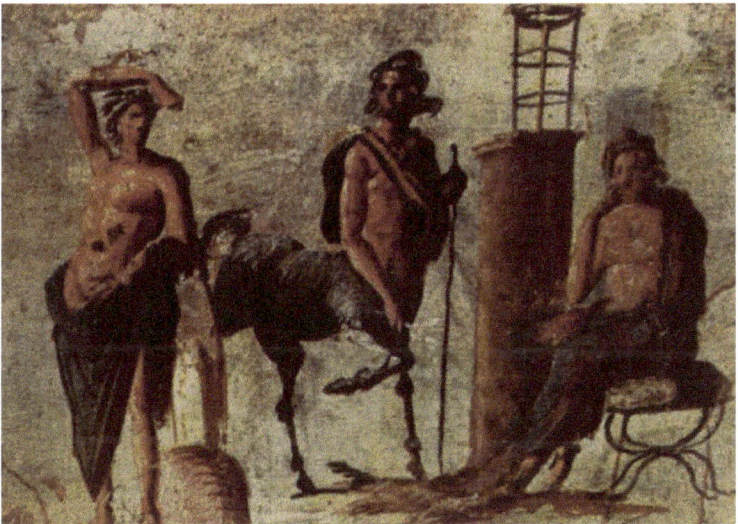

Apolo, dios de la medicina y padre de Asclepio (izquierda); en el centro, el centauro Quirón. Fresco pompeyano. Museo Archeologico Nazionale de Napoles.

Concluimos por tanto, que es posible que Quirón haya sido una persona real que, dado su conocimiento de la naturaleza de los caballos, fue convertida por la transmisión oral en un centauro. Algunos nuevos hallazgos en cuevas de la zona del monte Pelión sugieren esta alternativa, uniendo mito con realidad.

El dios griego de la medicina era Asclepíades. Según la leyenda, Asclepíades fue hijo de Apolo, quien originalmente era el dios de la medicina, y de **Coronis**, una virgen bella pero mortal. Antes de convertirse en dios fue un héroe de Tesalia (la región más grande de la antigua Grecia, limítrofe con la antigua Macedonia, Epiro y el mar Egeo al este). Existen varias versiones sobre el lugar y las circunstancias de su nacimiento. La más conocida es la que ha llegado a través de las narraciones del poeta griego Píndaro (siglo VI a.C.), un día, Apolo la sorprendió bañándose en el bosque, se enamoró de ella y la conquistó, y bajo la forma de un cisne dejó embarazada a Corónide y regresó a Delfos, dejándola bajo la vigilancia de un cuervo blanco o corneja, pero cuando Coronis ya estaba embarazada su padre le exigió que cumpliera su palabra de matrimonio con su primo **Isquión**. La noticia de la próxima boda de Coronis se la llevó a Apolo el cuervo, que en esos tiempos era un pájaro blanco. Enfurecido, Apolo primero maldijo al cuervo, que desde entonces es negro, y después disparó sus flechas y, con la ayuda de su hermana **Artemisa**, mató a Coronis junto con toda su familia, sus amigas y su prometido Isquión. Sin embargo, al contemplar el cadáver de su amante, Apolo sintió pena por su hijo aún no nacido y procedió a extraerlo del vientre de su madre muerta por medio de una operación cesárea. Así nació Asclepíades, a quien su padre llevó al monte Pelión, en donde vivía el centauro Quirón, para que se encargara de su educación. Asclepíades aprendió todo lo que Quirón sabía y mucho más, y se fue a ejercer sus artes a las ciudades griegas, con tal éxito que su fama como médico se difundió por todos lados. Practicó la medicina con gran éxito por lo que le levantaron santuarios en diversos puntos de Grecia.

La leyenda señala que con el tiempo Apolo abdicó su papel como dios de la medicina en favor de su hijo Asclepíades, pero que éste fue víctima de **Hubris** y empezó a abusar de sus poderes devolviendo la vida a los muertos, lo que violaba las leyes del universo. Devolvió la vida a un gran número de personas importantes entre las que se encuentra Hipólito hijo de Teseo (el héroe del Ática cuyas principales hazañas tuvieron lugar en el Peloponeso).

Además, **Plutón**, el rey del **Hades**, lo acusó con Zeus de que estaba despoblando su reino, temeroso de que el más allá quedase despoblado, por lo que el rey del Olimpo destruyó a Asclepíades con un rayo, siendo llevado a los cielos, convertido en deidad.

Antes de adoptar al dios griego Asclepio (al que llamaron Esculapio) los romanos veneraban desde el 435 a.C. a **Apolo** como protector de la salud. Apolo era considerado la principal deidad sanadora y su templo estaba situado al sur del Campo de Marte, fuera del *pomerium* (trazado del límite sagrado de la ciudad de Roma). En el año 431 a.C. hubo también una epidemia de peste por lo que se consultaron los libros de la Sibila que el rey **Lucio Tarquinio el Soberbio** había dejado en el Capitolio. Las profecías aconsejaron edificar un templo a *Apolo Medicus Purificador* en el Campo de Marte, terreno situado entre la ciudad y el río. El templo tenía que ser elevado fuera de las murallas de la ciudad porque el dios Apolo era extranjero y así lo dictaban las leyes

En la mitología griega, **Asclepio o Asclepios**, **Esculapio** para los romanos, como ya hemos señalado antes, fue el dios de la medicina y la curación, venerado en Grecia en varios santuarios. El más importante era el de Epidauro en el Peloponeso donde se desarrolló una verdadera escuela de medicina. Se dice que la familia de **Hipócrates** descendía de este dios. Sus atributos se representan con serpientes enrolladas en un bastón, piñas, coronas de laurel, una cabra o un perro. El más común es el de la serpiente, animal que, según los antiguos, vivía tanto sobre la tierra como en su interior. Asclepio tenía el don de la curación y conocía muy bien la vegetación y en particular las plantas medicinales. Según nota de **Bernard Simonay** en su novela «*El Templo de Horus*», este dios surge como recuerdo y veneración al sabio egipcio **Imhotep**, que vivió 2.000 años antes.

Los miembros de la familia de Asclepio también ejercían funciones médicas, así, su mujer, **Epíone**, calmaba el dolor, su hija **Higea** (en griego Igea o Igeia) era el símbolo de la prevención, su hija **Panacea** era el símbolo del tratamiento, su hijo **Telesforo** era el símbolo de la convalecencia y sus hijos **Macaón y Podalirio** eran dioses protectores de los cirujanos y los médicos.

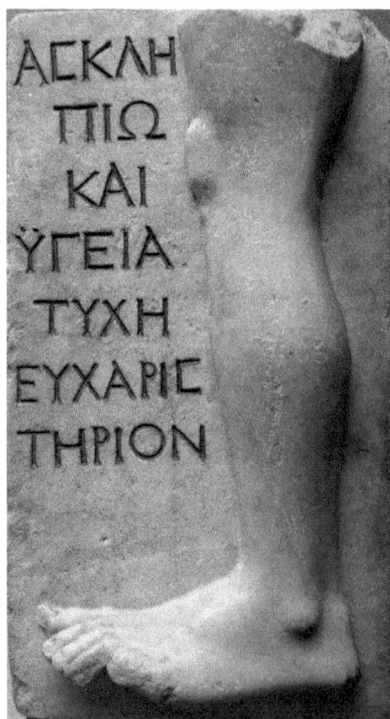

Relieve votivo por la curación de una pierna, con la inscripción: «Tiqué [dedicó esto] a Asclepio y a Higía en señal de agradecimiento». Mármol, c. 100–200. Hallado en 1828 en un santuario en las isla de Milos.

Santiago Vega García

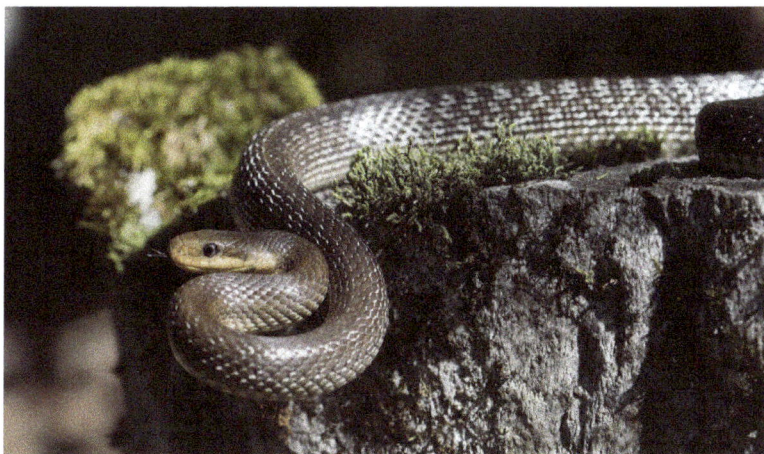

La culebra de Esculapio (*Zamenis longissimus*) es una especie de serpiente de la familia *Colubridae*. Su zona de distribución forma parte del Paleártico de Europa y del occidente de Asia. En la Península ibérica solo se encuentra en la zona de los Pirineos y en algunas zonas de la Cordillera Cantábrica. Carente de veneno, depreda sobre roedores, huevos, aves y otros reptiles, a los que ahoga mediante constricción. Las hembras producen 5-8 huevos en junio o julio. Otros investigadores indican que la citada culebra debería de ser el gusano de Guinea (Dracunculus medinensis) que es una especie de nematodo parásito de la familia Dracunculidae. Los humanos son huéspedes de esta. Es un parásito frecuentemente hallado en los tejidos subcutáneos y en músculos de humanos, perros, y a veces en bovinos y en equinos. El nombre médico de la enfermedad que produce es dracunculiosis o dracontosis (según la moderna nomenclatura parasitológica). La extracción de este «dragoncito» se realiza con un palito al cual se va enrollando la culebra. De ahí el origen del bastón y la culebra.

Su nombre vernáculo se debe a que históricamente se ha representado a Asclepio, dios griego de la Medicina, con un bastón sobre el cual se enrollaba un ejemplar de la especie. Este bastón, denominado vara de Esculapio, difiere del caduceo de Hermes, dios de los viajes y el comercio, en el cual aparecen dos ejemplares y no sólo uno, ha llegado a ser el símbolo internacional de la medicina humana y veterinaria.

El originario Juramento Hipocrático se iniciaba con la invocación:

«Juro por Apolo Médico y Esculapio y por Higia y por Panacea y por todos los dioses...».

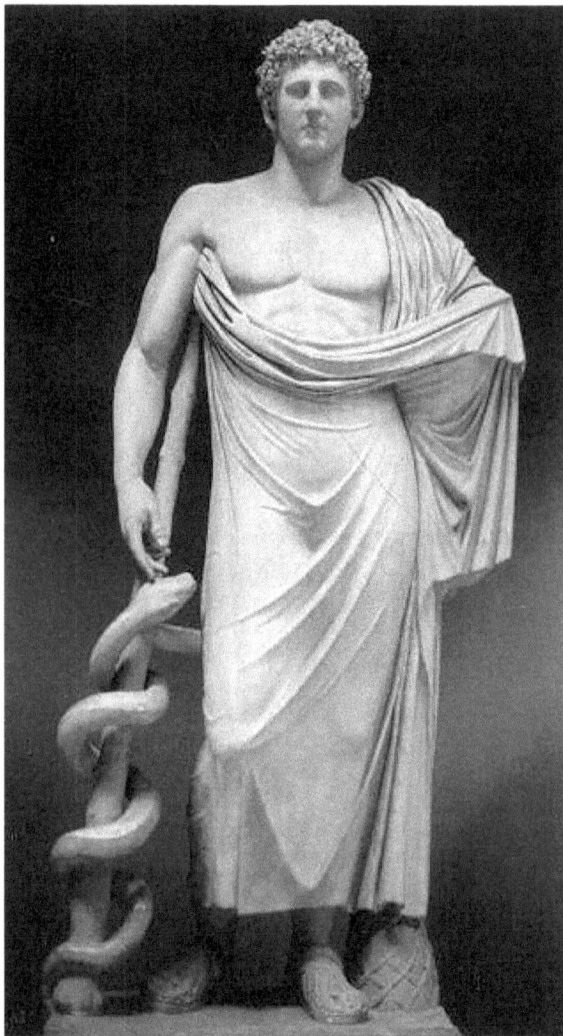

Santiago Vega García

La escuela médica de Cos se fundó alrededor del año 600 a.C. La figura más eminente fue **Hipócrates** (460-377 a. C). Hijo de médico aprendió Medicina en su ciudad natal, donde fue un miembro de la escuela médica y la practicó y enseñó en otras islas y en la Grecia continental. Al parecer, durante su juventud Hipócrates visitó Egipto, donde se familiarizó con los trabajos médicos que la tradición atribuye a **Imhotep**.

Su gran obra es el *Corpus hipocrático* o Colección hipocrática, considerada antiguamente como un conjunto de obras suyas, pero en realidad muchas de las aproximadamente sesenta que la forman fueron escritas por diversos autores entre el 450 y el 350 a.C.

La obra más importante para la Veterinaria fue la dedicada a las enfermedades del caballo, titulada, al ser vertida más tarde al latín, *Liber Ipocratis infirmitátibus equorum et curis eorum*.

Con los peripatéticos del Liceo de Atenas se cierra el periodo clásico o helénico de la cultura griega. Dentro de los peripatéticos destacaron varios discípulos de Aristóteles, como **Teofrasto**, **Eudemo** o **Aristóxeno**, que destacaron en la Botánica, en la Geometría, o en la Música, pero en la materia que nos ocupa, es lógicamente el maestro y fundador del Liceo, el que merece ser comentado.

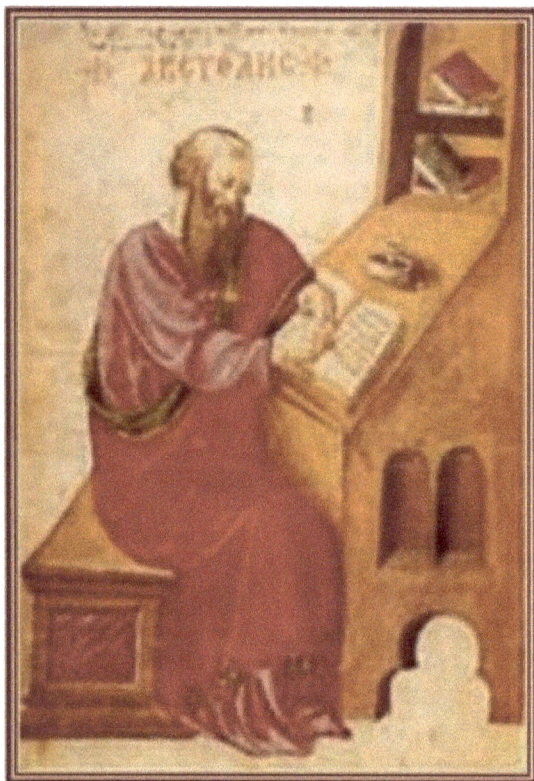

Aristóteles según un manuscrito de su *Historia naturalis* de 1457

El Liceo de Atenas fue la escuela científica y de enseñanza de la medicina (y de veterinaria) más importante de Grecia. Aristóteles (384-322 a.C.), discípulo de Platón y uno de los sabios más universales de la historia, la fundo hacia el año 335 a.C. tras la muerte de su maestro.

Si Hipócrates, con el *Corpus hipocrático*, informa acerca de las artes médicas, Aristóteles aportara, con su *Corpus aristotélico*, los resultados obtenidos en el siglo IV a.C. en los dominios de la Física, las Ciencias Naturales y, en cierta medida, sobre la historia anterior de estas disciplinas, gracias a lo cual conocemos las aportaciones de muchos sabios presocráticos, cuyas obras se han perdido.

Aristóteles (384-322 a.C.) nació en Estagira, pequeña ciudad griega situada en el norte, en la frontera con Macedonia y, por tanto, muy alejada de Atenas.

Su padre era médico, como Hipócrates y, probablemente, Aristóteles heredo de él, ya en edad muy temprana, la afición por la investigación biológica. Aristóteles le dio a su liceo un carácter más científico y metódico que el artista Platón.

A sus alumnos los dividió en grupos de trabajo, de modo que cada uno realizaba labores diferentes: catalogar plantas, estudiar los órganos de los animales, analizar el comportamiento de perros, caballos y cabras, elaborar una historia del pensamiento científico,... El maestro impartía sus lecciones en los pasillos, de ahí que se les llamará «**peripatéticos**» o paseantes. Aristóteles era, en realidad, más científico y biólogo que filosofo. Entre sus numerosos méritos destaca haber sido el primer hombre en clasificar las especies animales en vertebrados e invertebrados. Sus obras de investigación zoológica constituyen uno de los tesoros de la veterinaria primitiva, como es el caso de **Historia de los animales**, **Generación de los animales**, **Componentes de los animales y otros tratados menores**. En esta última obra describe enfermedades de los caballos (carbunco, tétanos, laminitis, cólico), asnos (les llamó «melis»), rumiantes (carbunco, dolencias pulmonares y lesiones similares a las que causa la fiebre aftosa), perros (rabia y gota) y otras especies.

Entre sus numerosos avances en veterinaria cabe citar dos métodos de castración y sus consecuencias en el crecimiento del animal joven. El maestro abordó cuestiones de anatomía y fisiología, describió el estómago de los rumiantes, el fenómeno de la rumia, la falta de vesícula biliar en el caballo,... incluso relaciono la dentadura del équido con la edad. También presto gran atención a la **patología comparada** y ofreció consejos para abordar las intervenciones mediante la difusión de obras de filósofos, médicos e historiadores, que se dedicaron a observar directamente o a recoger la experiencia de anónimos sanadores de animales. El gran avance de este periodo es que la medicina animal se desarrolla mediante la práctica puramente empírica, que los romanos intensificaran con la difusión más técnica de otros escritores.

Para muchos estudiosos, su influencia sobre la Medicina y la Veterinaria es incalculable. Trabajos Lógicos, las Físicas y la Historia Natural. Respecto a esta última, las obras de Zoología están entre las más notables obras de la ciencia antigua. Traducidas al latín son las siguientes:

> *Historia animalium.* Diez libros. Extensa colección de descripciones y observaciones. El término Historia es empleado por Aristóteles en el sentido de «averiguación», por tanto, el tratado quizá podría haberse traducido del griego por «Averiguación de los animales», y en el lenguaje actual, por «Investigaciones zoológicas», ya que eso es lo que realmente aporta el libro. Incluye información de casi 500 especies y, entre otras muchas investigaciones, describió dos métodos de castración y sus consecuencias en el crecimiento del animal joven.
>
> *De generatione animalium.* Cinco libros. Aristóteles se interesa en esta obra por cómo empiezan a existir los seres vivos, tanto animales como plantas. Hoy diríamos que era un tratado de Embriología.
>
> *De partibus animalium.* Cuatro libros. La obra es un verdadero tratado de Anatomía comparada.
>
> A estas obras hay que añadir *De ánima* y los tratados menores reunidos bajo el título de *Parva naturalia.* En todos estos tratados y, desde el punto de vista veterinario, Aristóteles abordaba gran número de cuestiones.

Con respecto a la Anatomía y a la Fisiología, realizó la descripción de los estómagos de los rumiantes y el fenómeno de la rumia, que fue el primero en descubrir; la descripción y función de los cotiledones placentarios de las hembras de dichos vertebrados; la ausencia de vesícula biliar en el caballo; describe la dentadura del mismo en relación con la edad, etc.

Probablemente fue el primero en escribir sobre las enfermedades de los cerdos, describiendo una patología mórbida que posiblemente era carbunco; otro cuadro cursaba con fiebre y diarrea. Además, describió que ciertas dietas ricas en bellotas causaban abortos en cerdas y ovejas.

Aristóteles describió dos graves epidemias del ganado: una, caracterizada por enfermedad pulmonar y adelgazamiento, probablemente pleuroneumonía contagiosa; y la otra, que cursaba con lesiones en las patas parecidas a las de la fiebre aftosa. En los equinos observó ántrax, tétano, laminitis (enfermedad de la cebada) o ileus.

Después de Aristóteles, el pensamiento sobre temas relacionados con las ciencias biomédicas entre en decadencia y, desde este momento, más que en Grecia, se encontrará en Alejandría y en Roma.

Roma, entre luces y sombras

Los historiadores de la veterinaria observan ahora un retroceso en la evolución de la medicina animal cuando la **Roma Antigua** toma el testigo como civilización hegemónica tras la destrucción de Cargo y de Corinto (146 a.C.). **Nicolás Casas de Mendoza** la califica de «ciencia informe y muy desfigurada». **Emmanuel Leclainche** considera que la veterinaria griega era muy superior la romana. La sanidad animal se reservó de una forma prioritaria al servicio del ejército y de la agricultura.

El medio rural adquirió, sin embargo, una gran importancia para el desarrollo de la veterinaria, ya que los principales autores de esta ciencia en la época romana fueron agrónomos, conocedores de las plantas, del cultivo, de la cría, y del manejo de animales, que también destacarían como escritores, filósofos, políticos o militares. Estos tratadistas resultaron determinantes para para recoger la sabiduría existente y para transmitir su experiencia. Sus consejos sobre cómo tratar las enfermedades de bueyes, asnos y otras especies iban dirigidos principalmente a ganaderos y agricultores que no contrataban a veterinarios, puesto que ellos mismo cuidaban a sus animales.

Es el caso de **Marco Porcio Catón** (234-149 a.C.), apodado El Censor y el Viejo. De origen plebeyo, su ascenso en la sociedad romana fue vertiginoso, pasó de tribuno a cuestor, pretor, cónsul y finalmente censor, cargo que significaba una gran responsabilidad en cuestiones de moralidad pública e incluso de finanzas. Catón el Viejo, político y, esencialmente, militar, defendió con vehemencia el enfrentamiento con Cartago, y de hecho participó en la II Guerra Púnica. Pero en periodos de paz, Catón regresaba a sus orígenes para dedicarse a la historia, a la literatura, y a la agricultura. Estos dos últimos ámbitos los fusionóen su manual *De Agri Cultura* (Sobre la Agricultura), en la que, entre otros muchos temas, describe la práctica de la *suovetaurilia*. Se trata de un ritual de sacrificio de tres animales, machos, de especies porcina, ovina y bovina, que se ofrecían al dios Marte en las *suovetaaurilia* (sacrificio de cerdo, oveja y buey) con el loable propósito de fertilizar la tierra.

La aportación literaria de Catón en el cuidado de los animales se centra, sobre todo, en el uso de plantas medicinales para prevenir y tratar enfermedades de bueyes y cabras, e incluye también remedios mágicos y ofrendas a los dioses. Por supuesto, estaba dirigida a propietarios de granjas que necesitaban orientación para el manejo de sus animales. Así, podía recomendar suminístrale a un buey enfermo un huevo crudo de gallina o que se le administrara por vía nasal una mezcla de hijo y vino, al tiempo que una cataplasma de excrementos de cerdo en la herida, en caso de mordedura de serpiente.

Marco Terencio Varrón (116-27 a.C.) fue militar, político, historiador y escritor. Le toco vivir la época de los cesares y supo salir airoso de todas las convulsas situaciones. Combatió al lado de Pompeyo en la guerra civil del año 49.a.C. pero se ganó el perdón de **Julio Cesar**; más tarde fue **Marco Antonio** quien le declaró proscrito, pero **Octavio** le restituyó. Varrón pareció encontrarse más a gusto en el arte de la agricultura y una parte de su vida la consagró a esta tarea. Su obra más importante fue *De re rustica* (De Agricultura, en tres libros), en la que abordó las cualidades del agricultor, la ganadería y la economía rural. Varrón observó que las enfermedades infecciosas se debían a organismos invisibles y podían ser contagiosas.

En uno de sus capítulos se preocupa por la distribución adecuada de corrales e, incluso, de los estanques para peces. Algunos autores posteriores han deducido, con cierto asombre, que Varrón se adelantó a su tiempo al mencionar la incidencia de las bacterias (o que el autor romano denominó animáculos) en el bienestar animal:

> Deben tomarse precauciones en la vecindad de los pantanos, tanto por las razones dadas como porque allí crecen ciertos animales tan diminutos que no se pueden seguir con los ojos y flotan en el aire y entra al cuerpo por la boca y la nariz causando graves enfermedades.

Otro tratadista destacado fue **Virgilio Publio Marón** (71-19 a.C.), hijo de campesinos de modesta condición que pudo estudiar en Cremona, Roma y Nápoles gracias a la protección de **Cayo Mecenas**. En Nápoles escribió sus *Geórgicas*, en las que demuestra su entusiasmo y cariño hacia el trabajo del campo y la cría de los animales. Dividió en cuatros libros, en los dos últimos trata sobre la cría y el manejo de los vacunos, équidos, ovejas, cabras y apicultura. Virgilio describió la peste de Nórica, una enfermedad que originó la muerte de rebaños y animales salvajes al corromper las aguas e infectar los pastos. Estudiosos de la materia discutieron si podía tratarse de una pleuroneumonía contagiosa bovina, la peste bovina o el carbunco.

Dos autores posteriores, en teoría alejados de la veterinaria, la enriquecieron sin embargo con sendas obras. **Cornelio Celso** (25 a.C. -50 d. CV.) escribió *De Medicinae* e incluyó algunas observaciones sobre enfermedades de animales, como la inflamación o los quistes cerebrales de los caballos. El abogado y científico **Cayo Plinio Segundo**, más conocido como **Plinio El viejo** (23-79) fue el autor de *Historia Naturalis*, en la que ofreció consejos prácticos contra afecciones dermatológicas en diversa especies.

La importancia de Columela

El filósofo, astrónomo y poeta **Lucio Junio Moderato Columela** (I a.C.-55) fue el «*príncipe de los escritores de la agricultura*», como ha quedado grabado en el pedestal de la estatua que su ciudad natal, Cádiz, le levantó en su honor. Príncipe, también, de la ganadería e ilustrado en la medicina animal, como demostró en su obre *Res rustica* (Los doce libros de agricultura). Columela no sólo recogió la sabiduría de otros autores latinos, griegos y cartagineses antiguos, sino que ofreció su experiencia práctica:

> «El ganado caballar exige ser cuidado de un modo, el vacuno de otros, de distinto el lanar [...]. Como otro el cabrío y, en este mismo, el mocho y de pelo claro se cuida de una manera y el que tiene astas y mucho pelo, como el de Sicilia, de otra».

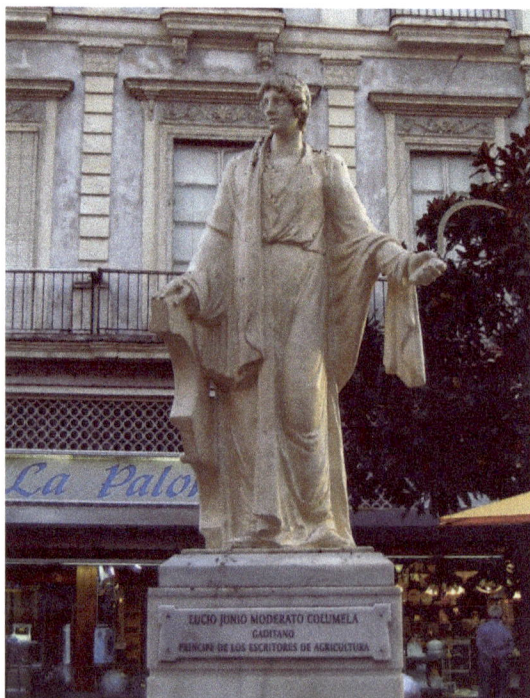

La obra del gaditano se centra en un exhaustivo listado de consejos eficaces para llevar una hacienda rural, desde el cultivo a la administración; desde el trato al personal hasta las especies de estiércol; desde las funciones del gañan hasta las fórmulas para la adquisición del ganado. Sus escritos influyeron mucho en autores posteriores.

En cuanto a la ganadería, Columela distingue a los cuadrúpedos entre aquellas especies que ayudan al ser humano (buey, asno, caballo, mulo) y las que sirven de diversión, utilidad o «custodia de los demás» (perro, oveja, cabra, cerdo). En su obra dedica especial atención a la primera categoría. Buena parte de sus remedios son productos vegetales, (vino, aceite, altramuces, hojas de puerro, tallos de nueza…) que se deben suministrar a los animales para mantenerlos sanos (como prevención) y contra la indigestión, la inapetencia, la calentura, la tos de los bueyes, el furor de las yeguas, la castración de los becerros, las cojeras, la sarna, los tumores del paladar, las ulceras de pulmón o, entre otras muchas, las mordeduras de perro rabioso.

Borricos, cerdos, ovejas, cabras y perros constituyen el grupo de ganado menor para Columela. Sus remedios son múltiples.

> Las señales de tener calentura las cochinas son cuando llevan la cabeza de través inclinada hacia el suelo, cuando han corrido un poco de tiempo, y de repente se paran en medio de los pastaderos y caen atacadas de vértigo. Se advertirá hacia que parte se les inclina la cabeza para sangrarlas de la oreja contraría.

El escritor romano realiza un desmedido elogio hacia el perro «¿Qué criado hay más amante de su amor?», explica en su obra, al que considera uno de los animales más importantes para el ser humano. Además, Columela aporta remedios vegetales contra las pulgas, la sarna o las ulceras de orejas. No obstante, son las aves y las abejas (libros octavo y noveno) las especies en las que más se centra al autor gaditano, al margen de bueyes y asnos. La apicultura y la avicultura tuvieron mucha importancia en la Roma Antigua.

La medicina veterinaria es una más dentro del conjunto, y una diferencia apreciable respecto a la práctica de la veterinaria en otros ámbitos la constituyen las especies objeto de estudio, pues aquí interesan (además de los équidos) bueyes, ovejas, cabras, cerdos, perros, aves, etc. El propietario de la granja y el capataz establecían los tratamientos que debían aplicarse a los animales y que suministraban los esclavos. No había lugar en la vida diaria de la hacienda para los veterinarios, que se reservaban para casos concretos y supervisados por el propietario.

El primero de estos tratados agronómicos (siglo II a.C.,) es el de **Catón**. Le siguen las obras de **Varrón**, **Virgilio** y **Columela**. Este último, gaditano del siglo I d. C., es uno de los grandes nombres romanos y su texto ha sido copiado durante siglos y utilizado de esta manera hasta el XVIII. Una característica de todos ellos es la importancia que otorgan a la prevención de las enfermedades, pues los romanos conocían conceptos tan actuales como que es más rentable prevenir las enfermedades que tratar a los animales una vez enfermos.

La última obra agronómica la escribe **Paladio** tres siglos más tarde, y coincide en el tiempo con un cambio en la naturaleza de los textos que a partir de ahora, con autores como **Pelagnio**, **Vegecio**, **Absirto** o **Hipócrates** (el veterinario), que se especializan en la medicina de los équidos.

Por todo ello, nuestra deuda con la veterinaria romana está más relacionada con los saberes zootécnicos que desarrollaron los autores geopónicos que con los saberes médicos.

DEFINIENDO
«UNA SOLA SALUD»

El entorno de riesgo actual es un entorno de complejidad, interconexión y convergencia; teniendo como resultado, entre otros factores, la globalización epidemiológica, la adaptación de los patógenos, la inseguridad alimentaria, los cambios demográficos humanos, los sistemas de producción animal evolucionando y el cambio climático.

Hay un aumento en la conciencia de la oportunidad y la necesidad fundamental de abordar las cuestiones y de lograr los objetivos de la salud pero volviendo a centrarse más en la gestión sanitaria en la interfaz entre la salud de los ecosistemas, la salud animal y la salud humana.

Diferentes personas con diferentes perspectivas definen la salud de manera diferente. Estas mismas diferencias condicionan a su vez la definición de «Una Sola Salud» y por lo tanto, no hay todavía una definición universalmente aceptada. La esencia del concepto de «Una Sola Salud« es que estos tres objetivos son interdependientes y, de hecho, constituyen un único objetivo, porque lograr los tres a la vez es el único medio para la consecución de uno cualquiera de ellos. La Organización Mundial de la Salud, en su Constitución de 1946, define la salud como:

> La salud es un estado de completo bienestar físico, mental y también social, no solamente la ausencia de enfermedad o dolencia.

Las interacciones entre la salud de los seres humanos, de los animales y de los ecosistemas están implícitas en esta definición.

Sin embargo, un concepto viable de «Una Sola Salud» también debe reconocer que la capacidad actual de los seres humanos y los animales tiene un impacto negativo en los objetivos de la salud. **Edward O. Wilson** acuñó el acrónimo **HIPPO** para describir las actividades humanas fundamentales, que son más perjudiciales para los ecosistemas, reduciendo la biodiversidad e impidiendo alcanzar los objetivos de «Una Sola Salud». Estos se describen como:

- Destrucción del hábitat

- Especies invasivas

- Polución

- Poblaciones (sobrepoblación humana)

- Sobreexplotación (5)

De hecho la palabra **SALUD** (HEALTH) puede ser interpretado como un acrónimo compuesto por:

- Seres humanos

- Ecosistemas

- Animales

- Vida

- Unión

- Armonía

El concepto de «Una Sola Salud» es sin duda un desafío a los comportamientos colectivos humanos e institucionales actuales. Dirige las miradas hacia las políticas y las decisiones en los asuntos humanos que a menudo se pueden hacer sin la debida consideración o sin el reconocimiento de su impacto negativo en los resultados sanitarios. Defiende las nuevas formas de la incorporación de la evaluación de riesgos para la salud en las decisiones tomadas en los sectores privados y públicos en una variedad mucho más amplia que es la práctica general actual. El concepto de «Una Sola Salud» insiste en que la responsabilidad de la salud de los ecosistemas, la salud animal y la salud humana debe ser aceptada y compartida a través de muchas disciplinas diferentes y sectores de los asuntos humanos.

Las enfermedades de origen animal, a las que el hombre es sensible, como la gripe aviar, la rabia, la la tuberculosis, brucelosis o la encefalopatía espongiforme bovina, representan riesgos evidentes para la salud pública que es indispensable prevenir y combatir a todo nivel, incluso mundial.

La solución más eficaz, y más económica, para proteger al hombre es combatir y controlar todos los patógenos zoonóticos en la fuente animal. Ello requiere un enfoque político original que conduzca a inversiones específicas en materia de gobernanza, en particular, en la orientación de los recursos públicos y privados. Un factor importante que a menudo se pasa por alto es que las zoonosis son de hecho una vía de doble sentido, con los seres humanos infectando a los animales, así como a la inversa. En este sentido, las investigaciones epidemiológicas llevadas a cabo en la mayoría de los 24 países que informaron detecciones del nuevo virus de influenza H1N1 en las poblaciones de cerdos y pavos domésticos en 2010 llegaron a la conclusión de que los humanos enfermos eran la principal fuente de la infección para estas poblaciones de animales domésticos.

Tampoco deben olvidarse los patógenos que, sin ser zoonóticos, tienen consecuencias negativas sobre la producción de proteínas de origen animal, en particular en los países en desarrollo, ya que los problemas de producción y de disponibilidad alimentaria cuantitativa y cualitativa conducen también a graves problemas de salud pública.

Se sabe también que la alimentación regular de las poblaciones con proteínas nobles derivadas de la leche, del huevo o de la carne es vital, y que su carencia constituye un problema de salud pública. Según algunas evaluaciones, las pérdidas mundiales de producción debidas a las enfermedades que afectan a los animales para el consumo superarían el 20%, de lo que se deduce que incluso las enfermedades animales no transmisibles al hombre podrían generar serios problemas de salud pública por las penurias y carencias que pueden entrañar.

La población mundial habrá alcanzado cerca de 10 000 millones de personas en 2050, más del 70%: es el aumento de la demanda de proteínas animales que se espera de aquí a 2050, en parte debido a la emergencia de las clases medias en los países en desarrollo y a sus nuevos hábitos de consumo. El incremento subsecuente de la producción animal planteará nuevos retos, también en el campo del control de enfermedades.

WORLD POPULATION GROWTH

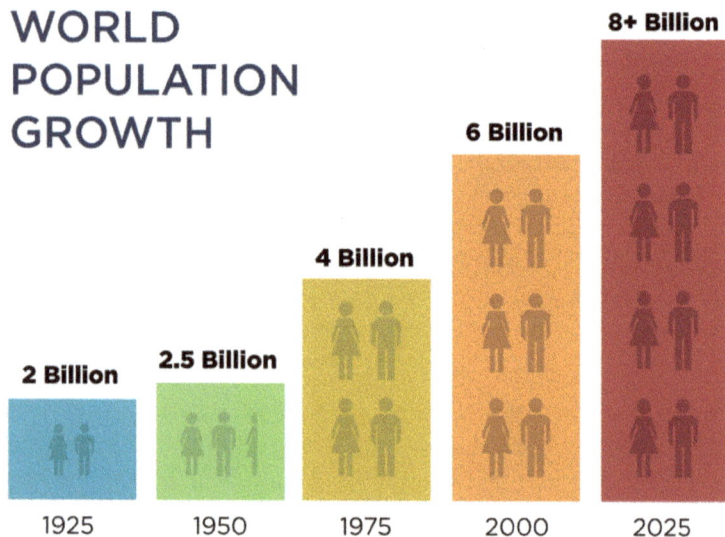

2 Billion	2.5 Billion	4 Billion	6 Billion	8+ Billion
1925	1950	1975	2000	2025

El Banco Mundial calcula que el coste anual necesario para prevenir y controlar las principales zoonosis en los países en desarrollo se sitúa en una horquilla de entre 1 900 y 3 400 millones de dólares, cantidad sustancialmente inferior a los 6 700 millones anuales de pérdidas ocasionados por los seis grandes brotes de enfermedades zoonóticas que se produjeron entre 1997 y 2009.

Miles de millones

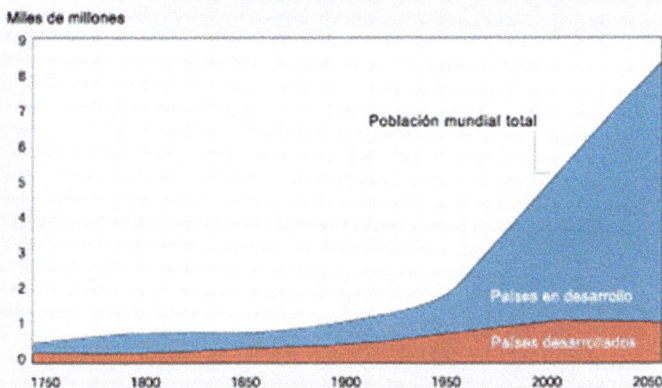

El crecimiento aproximado de la población mundial desde la evolución de los humanos modernos.

Uno de los objetivos de «Una sola Salud», es concienciar a la población de las posibles amenazas de índole biológica, químicas o vectoriales que tienen incidencia directa en la salud. A este respecto, debemos alertar y señalar que existen algo más de 300 enfermedades que comparten animales y humanos. Luchar contra ellas de una forma metódica y científica supone enmarcar el problema de una manera más eficaz. Para conseguirlo debemos reconocer que la resistencia a determinados antimicrobianos, la acción de los antiparasitarios de última generación, la gestión de los desastres naturales, el manejo de crisis sanitarias en colaboración con la Administración, y la incidencia que tienen sobre el medio ambiente, hacen que todos estos procesos tengan que ser abordados de una forma holística.

Dentro de este enmarque se incluye la lucha vectorial, cuya organización, estudio e importancia ha cobrado máxima actualidad, sin olvidar el riesgo que suponen los patógenos vehiculizados por vectores que no son fáciles de prever; como ejemplo citaremos, por ser de máxima actualidad, la fiebre del Valle del Rif, que se propaga por mosquitos a los animales domésticos, entre los que destacamos búfalos, camellos y bovinos, y posteriormente a humanos; o el virus del Nilo Occidental, que se propaga de un ave a otra a través de mosquitos infectados produciendo encefalitis en equinos y también en humanos. Todo ello muestra la interrelación existente entre diversos factores y la necesidad de que todas las profesiones implicadas en el ámbito de la salud trabajen conjuntamente.

Estas políticas implican nuevos mecanismos que permiten al conjunto de actores mantenerse mutuamente informados y actuar de manera concertada, en enlace con los gestores de la salud pública que, en nuestros Países Miembros, suelen trabajar bajo la égida de los ministerios de Salud, sean funcionarios públicos, personal de colectividades o médicos autónomos.

Toda historia razonada y científicamente contrastada de «Una sola Salud» debe reposar ante todo en una definición común de esta expresión, cosa que, dado el gran número de disciplinas y ciencias en las que incide, no resulta fácil. Además, existe una nutrida y creciente lista de personas visionarias (a los que me atrevería a llamar, en la actualidad, los «nuevos novatores» del siglo XXI) que a lo largo de los siglos han tratado de dar a conocer y fomentar el concepto a fin de mejorar la gestión de los riesgos y efectos que surgen en la interfaz entre sanidad animal, salud humana y salud ecosistémica. Las ideas que en el siglo XXI vehicula la expresión «Una sola Salud» constituyen una renovada teorización de la gestión sanitaria como respuesta a los acelerados cambios que ha sufrido el medio ambiente en los últimos 100 años, cambios que son paralelos y vienen ligados al crecimiento exponencial y a la concentración de la población humana en el mundo. En consecuencia, el concepto de «Una sola Salud» debe integrar las relaciones siempre cambiantes entre los animales, las personas y el planeta que comparten, «**casa común que debemos preservar**», como muy acertadamente ha sido recogida esta frase por el Papa Francisco en su encíclica «*Laudato Si´*» del año 2015.

Animales y humanos compartimos cerca de 300 enfermedades. Desde hace tiempo es sabido que un 60% de las enfermedades humanas infecciosas conocidas son de origen animal (animales domésticos, peri-domésticos o salvajes), al igual que un 75% de enfermedades humanas emergentes y un 80% de agentes patógenos que pueden ser utilizados por el bioterrorismo; por ejemplo, durante la Primera Guerra Mundial, el muermo (que no ha perdido actualidad) sirvió de arma biológica en Europa, Rusia y los Estados Unidos. Los agentes patógenos animales, incluidos aquellos transmisibles a los humanos, pueden ser utilizados como armas biológicas, sin desdeñar los procesos parasitológicos como nueva arma emergente, pues la infestación de las carnes por triquinas ya fue utilizada como arma. Todos los mecanismos utilizados para prevenir los brotes de enfermedades de origen natural también son eficaces para prevenir el bioterrorismo. Igualmente se sabe que el 75% de las enfermedades animales emergentes pueden transmitirse a los humanos. Cinco enfermedades emergentes surgen cada año. Vivimos la multiplicación espacial de las zoonosis merced a la globalización del transporte y el comercio y la amenaza de las bacterias resistentes a los antibióticos en los seres vivos. El desarrollo pone cada vez más en contacto al hombre con animales salvajes en zonas alejadas de las urbes; pero, al tiempo, cada vez es más frecuente en las zonas urbanas que los animales se integren en la vida familiar. Tener especialistas en enfermedades zoonóticas es un área algo descuidada por la salud pública y muy concretamente por la medicina preventiva humana y veterinaria. Según algunas evaluaciones, las pérdidas mundiales de producción debidas a las enfermedades que afectan a los animales para el consumo superarían el 20%, de lo que se deduce que incluso las enfermedades animales no transmisibles al hombre podrían generar serios problemas de salud pública por las penurias y carencias que pueden entrañar.

La *Wildlife Conservation Society*, considerada la creadora del concepto «Un Mundo, **una Salud»**, reunió en **2004** en **Nueva York** a expertos de todo el mundo para deliberar sobre los problemas planteados por la circulación de las enfermedades entre los seres humanos, las especies domésticas y la fauna silvestre. Las conclusiones de este simposio se conocen como los «**Doce principios de Manhattan**». En ellos se aboga por un método holístico para prevenir las enfermedades epidémicas y epizoóticas respetando los ecosistemas y buscando el beneficio de los seres humanos, los animales domésticos y la biodiversidad del mundo entero.

Fue en el primer «*Simposio Internacional sobre Zoonosis Emergentes: Colaboración entre médicos y veterinarios para superar los retos globales*», celebrado en **Atlanta**, Georgia (**EEUU**) entre los días 22-24 de marzo de **2006**, donde se concluye que en la medida en que las organizaciones de Salud Pública y de Salud Animal intenten responder a una nueva era de amenazas vinculadas a enfermedades zoonóticas emergentes y reemergentes, se pondrá de relieve su capacidad y habilidad para formar nuevas asociaciones estratégicas. La frecuencia de episodios de zoonosis emergentes es creciente y se reconoce en todo el mundo, pues la confluencia actual de personas, de animales y de sus productos en el contexto de globalización no tiene precedentes.

El contenido de las ponencias y las conclusiones de esta reunión pusieron de manifiesto el acuerdo de la comunidad médica y veterinaria de que sólo una cooperación adecuada permitirá hacer frente a las zoonosis emergentes y reemergentes en el futuro, que sin duda alguna, continuarán amenazando a la comunidad global.

Aunque las interacciones entre salud humana y sanidad animal no sean un fenómeno nuevo, el número creciente de zoonosis a las que estamos expuestos, nos conducen a revisar y a reforzar todos los mecanismos de prevención y de lucha contra esas enfermedades.

La **doctora Carlson**, presidenta de la *Asociación Mundial de Veterinarios*, ha defendido recientemente una idea que ya ha migrado del mundo intelectual al práctico:

La colaboración de médicos y veterinarios marcará el futuro de la salud pública. A ellos corresponde marchar al compás para convertirse en escudo frente a las amenazas que afecten a los animales y a las personas. De estas dos profesiones va a depender en gran medida que el grado de bienestar sanitario de la población adquirido hasta la fecha mantenga su progresión en las décadas venideras.

Establecer un *ranking* con la posición que el mundo desarrollado ocupa en bienestar sanitario quizás sea un ejercicio estéril. Como científico me atrevería a parafrasear a Sócrates para decir que, a fuerza de aprender soy consciente de lo que aún queda por conocer. Pero también sé que las aportaciones que nuestra profesión ha hecho a la salud y al bienestar de los animales y por ende al de los humanos son un aval para afirmar que el futuro nos pertenece. Nunca la humanidad tuvo tantos instrumentos en su mano para combatir la enfermedad.

Si, además, caminamos en la compañía de los médicos me atrevería a decir que ganaremos el futuro a pesar de las serias amenazas que nos rodean, como las zoonosis y el maltrato al que estamos sometiendo al entorno natural y cuyas respuestas no son otras que catástrofes de enormes dimensiones.

Se sabe también que los flujos sin precedente de mercancías y de personas constituyen otras tantas oportunidades de propagación mundial generalizada de todos los agentes patógenos, y del mismo modo los cambios climáticos, que ofrecen nuevas ocasiones de propagación, especialmente mediante vectores como los insectos, que hoy colonizan nuevos territorios, cuando hace algunos años eran aún demasiado fríos para que sobrevivieran durante el invierno. La mayoría de las enfermedades emergentes de manifestación reciente son de origen animal y casi todas presentan un potencial zoonótico. Las medidas adecuadas deben establecerse en el marco de una colaboración entre las autoridades de salud pública y de sanidad animal. La prevención de todos estos nuevos peligros radica en una adaptación armoniosa y coordinada de los dispositivos de gobernanza sanitaria a nivel mundial, regional y nacional.

A nivel global, por ejemplo, la OIE (Organización Mundial de Sanidad Animal) ha modernizado su sistema de información mundial sobre las enfermedades animales (zoonosis incluidas) creando WAHIS. Gracias a este mecanismo, todos los países del mundo están enlazados en línea a un servidor central que almacena todas las notificaciones obligatorias enviadas a la OIE, con respecto a las 100 enfermedades de animales terrestres y acuáticos estimadas prioritarias actualmente.

La OMS ha adoptado el Reglamento Sanitario Internacional que confiere nuevas obligaciones a sus Miembros. La OIE, la OMS y la FAO han creado el sistema GLEWS («Global Early Warning System»), una plataforma común a las tres organizaciones para mejorar la alerta sanitaria precoz a escala mundial.

La puesta en práctica de la visión «Una sola Salud» ha sido facilitada por una alianza formal concertada entre la **Organización Mundial de la Salud** (OMS), la **Organización de las Naciones Unidas para la Alimentación y la Agricultura** (FAO) y la **Organización Mundial de Sanidad Animal** (OIE) (con el apoyo de la **Fondo de Naciones Unidas para la Infancia** (UNICEF), del **Sistema de las Naciones Unidas para la Gripe** (UNSIC) y del Banco Mundial). Las tres organizaciones han publicado una nota común que define claramente las medidas mundiales necesarias para coordinar mejor las políticas sanitarias médicas y veterinarias a fin de tener en cuenta las nuevas exigencias de prevención y lucha contra las zoonosis, este documento conjunto, constituye el Marco estratégico para reducir los riesgos de las enfermedades infecciosas en la interfaz entre animales, seres humanos y ecosistemas. Este documento fue presentado y adoptado por los ministros de más de 100 países en la **Conferencia de Sharm el Sheij en Egipto**, en octubre de **2008**. En los últimos 30 años han aparecido más de 30 nuevas enfermedades infecciosas humanas, la mayoría de ellas con origen en los animales. Además, para su acción común, han elegido como temas prioritarios la rabia, que aún es la causa de entre 55.000 y 70.000 muertes humanas al año, en su mayoría niños, en todo el mundo; los virus zoonóticos de la influenza (por ejemplo, los causantes de ciertas gripes aviares), y la resistencia a los antimicrobianos. Los agentes antimicrobianos son medicamentos usados para tratar infecciones tanto en los humanos como en los animales. Su uso inapropiado en la medicina humana o en la ganadería puede dar lugar a la emergencia de microorganismos resistentes. La resistencia a los antimicrobianos disminuye la eficacia del tratamiento y pone en peligro el control de las enfermedades infecciosas en los animales y el hombre. La administración de agentes antimicrobianos a los animales debe ser de competencia exclusiva de los veterinarios con una adecuada formación.

En el año **2009**, el Gobierno de los EE.UU. lanzó el programa **Amenazas Pandémicas Emergentes** para «adelantarse a las enfermedades que podrían causar pandemias en el futuro o luchar contra ellas». El programa funciona en colaboración con la OMS, la FAO y la OIE con el fin de crear redes de laboratorios que refuercen la capacidad de diagnóstico en los lugares donde aparecen las nuevas enfermedades.

Todas estas sinergias entre especialistas de la salud animal, de la salud pública y del medio ambiente aplicadas a nivel local, nacional y mundial contribuyen sin duda alguna a la mejora continua y simultánea de la salud pública y de la salud animal en el mundo.

Pero, «Una Sola Salud» no es un concepto nuevo. Se puede demostrar que sus orígenes y desarrollo abarcan literalmente desde la A hasta la Z, esto es, desde **Aristóteles** hasta la **Zoobicuidad** (nueva forma de entender la salud de los humanos a través de los animales o lo que los animales pueden enseñarnos sobre la salud y la ciencia de sanar).

Concepto de Zoobicuidad

¿Puede un gato o una cabra sufrir de depresión? ¿O un caballo morderse a sí mismo porque se siente solo? ¿O un pez desmayarse de miedo?

La respuesta, en cada caso, es afirmativa. Muchas de las enfermedades que aquejan a los animales, tanto físicas como mentales, son las mismas que afectan a los seres humanos y responden, en muchos casos, a las mismas causas, según dos investigadoras en Estados Unidos. **Barbara Natterson-Horowitz**, profesora de cardiología en la Universidad de California, Los Ángeles, y la escritora **Kahtryn Bowers** son las autoras de un nuevo libro que detalla las afecciones comunes de animales y seres humanos y las formas en que expertos en ambos campos pueden beneficiarse de un estudio conjunto de éstas.

La obra se titula **Zoobicuidad,** lo que los animales pueden enseñarnos sobre la salud y la ciencia de sanar (*Zoobiquity: What Animals Can Teach Us About Health and the Science of Healing*). Las investigadoras creen que veterinarios y médicos deben cooperar en forma estrecha e incluso crearon un término para este nuevo campo de investigación: «zoobicuidad».

> Como médica veía siempre muchas enfermedades diferentes, pero también ocasionalmente trabajaba como consultora en el zoológico de Los Ángeles.

Esto señaló Natterson-Horowitz en una columna escrita especialmente para el diario *The New York Times*. En una ocasión, la científica debió examinar un mono con problemas de corazón y un veterinario le advirtió que no mirara al animal a los ojos porque éste podría aterrarse y sufrir insuficiencia cardíaca.

Los casos vistos por los veterinarios eran muy similares a los tratados por mis colegas médicos. Intrigada por esto, comencé a tomar notas de cada caso que veía en el hospital y a buscar correlaciones en estudios veterinarios. Comencé a preguntarme, por ejemplo, ¿Sufren los animales de cáncer de mama?, ¿De ataques al corazón inducidos por estrés? ¿De tumores cerebrales y desmayos? Y en cada caso, la respuesta era siempre afirmativa.

Natterson-Horowitz señala, por ejemplo, que el melanoma ha sido diagnosticado en una gran variedad de especies, desde pingüinos a búfalos. Los koalas, por su parte, padecen actualmente una severa epidemia de clamidia, la enfermedad transmitida sexualmente.

También descubrí que los gansos, gorilas y focas pueden sufrir de depresión cuando pierden a un ser querido y algunos perros tienen una gran tendencia a la ansiedad.

Algunas aves, por ejemplo, pueden arrancarse las plumas y picotearse a sí mismas si se las deja en completa soledad. Tal vez un paciente humano que se inflige a sí mismo quemaduras con cigarrillos podría mejorar si su terapeuta consultara a un experto en el tratamiento de loros que se arrancan las plumas.

> Y un dato que podría ser importante para el tratamiento de adicciones es que algunas especies de animales, desde aves a elefantes, consumen plantas con sustancias alucinógenas que parecen ofrecerles experiencias sensoriales intensas. Más y más comencé a preguntarme, ¿podrían los médicos beneficiarse de intercambiar información con los veterinarios?

Para Natterson-Horowitz y Kahtryn Bowers es hora de reestablecer la cooperación entre los expertos de ambos campos.

El típico adolescente de clase media es un poco como un caballo que sufre estando solo en su establo, con mucho tiempo extra y pocos desafíos. Los cuidadores en los zoológicos hacen que los animales exploren en busca de alimentos para evitar el aburrimiento. ¿Podríamos intentar que los adolescentes a veces cultiven y preparen su propia comida, una actividad que podría darles calma y un sentido de propósito?, señala Natterson-Horowits en el libro.

Los seres humanos compartimos además con los animales la compulsión a acicalarnos, un hábito que:

> evolucionó durante millones de años y nos une socialmente

Según señala la investigadora en su libro:

> Nuestra conexión esencial con los animales va desde el cuerpo al comportamiento, desde lo psicológico a lo social. Y esto es una llamada para que tanto médicos como pacientes se unan a los veterinarios en una nueva forma de pensar, que va más allá de las camas de hospital hacia los establos, campos, océanos y cielos donde habitan los animales.

En efecto, las consecuencias de la interacción que se produce entre ecosistemas, animales y personas han configurado, y lo siguen haciendo, el curso de la historia humana y sus avatares. En el pasado existió esa cooperación. Hace uno o dos siglos, en algunas comunidades rurales, tanto animales como seres humanos eran tratados por el mismo terapeuta. Y tanto médicos como veterinarios citan a un doctor del **siglo XIX**, **William Osker**, como uno de los fundadores de sus campos. Pero en el siglo XIX la medicina humana y animal comenzaron a distanciarse, cuando debido a la urbanización menos personas mantenían contacto con animales. **Pero la verdadera separación de ambas medicinas se produce en el año 1762 con la creación y normalización de la enseñanza de la medicina veterinaria.** Lo hace en la ciudad francesa de Lyon a consecuencia de las enormes epidemias que comenzaron a asolar las cabañas nacionales francesas de finales del siglo XVII y XVIII ¡Al fin y al cabo había que comer! Los estudios de la nueva ciencia abordaron, con toda claridad, los estudios de la medicina comparada, al principio en los campos de la anatomía, anatomía patológica, fisiología y fisiopatología, después se trasladó a otras materias como la medicina y cirugía experimentales, entre otras.

Referencia audiovisual: En septiembre de 2014, Bárbara Natterson-Horowits, Professor of Medicine in the Division of Cardiology at UCLA, en una de las célebres charlas TED MED, nos hace reflexionar acerca de: ¿Cómo le dices a un veterinario que solo sabe tratar a una sola especie? En una charla fascinante, nos comparte un enfoque sobre la salud expandida a todas las especies, puede mejorar el tratamiento médico del animal humano, especialmente cuando se trata de la salud mental. Acceso a la ponencia https://www.ted.com/talks/barbara_natterson_horowitz_what_veterinarians_know_that_doctors_don_t?language=es
Referencia bibliográfica: Editorial Knopf (1600) ISBN: B00ZT1UHFI
Autora: Natterson-Horowitz, Barbara, Bowers, Kathryn
Zoobiquity: What Animals Can Teach Us About Health and the Science of Healing

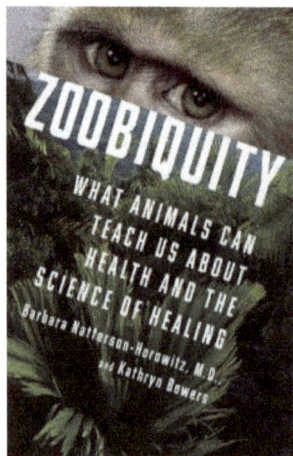

Santiago Vega García

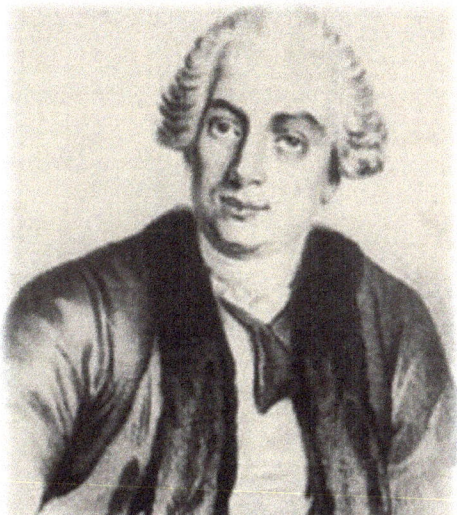

¿Quién fue Claude Bourgelat?

Claude **Bourgelat** era hijo de un notable de la ciudad de Lyon. En 1740, **a los 28 años de edad**, **fue nombrado Caballerizo del Rey y Director de la Academia de Equitación de Lyon** por el **Conde de Armagnac**, Caballerizo Mayor de Francia. La academia era entonces una escuela en la que los jóvenes aristócratas aprendían el arte ecuestre y la esgrima, así como las matemáticas, la música y los «buenos modales».

Cuatro años después publicó su primer libro: *Nouveau Newcastle ou Nouveau traité de cavalerie* («Nuevo Newcastle o Nuevo tratado de caballería»). Esta publicación original, didáctica e innovadora sobre el arte ecuestre le confirió rápidamente gran notoriedad, hasta el punto que hubo quien le denominó a partir de entonces «**Primer Caballerizo de Europa**».

Bourgelat introdujo una escuela de herrería en la Academia de Equitación, para enseñar a los alumnos el arte de herrar correctamente a los caballos y de curarles las enfermedades de los pies.

En el primer tomo de Éléments d'hippiatrique («Elementos de hipiátrica»), su segunda obra, publicada en 1750, Bourgelat **ya expresa el deseo de fundar un centro de enseñanza veterinaria**. En el prefacio escribe: "**Quienes deseen dedicarse a la hipiátrica jamás adquirirán el grado de instrucción necesario mientras no se creen establecimientos, no se abran escuelas para instruirles**».

Pero su proyecto inicial de escuela veterinaria en el marco de la Academia de Equitación fracasó por falta de apoyo de las autoridades municipales. Tuvo que esperar la llegada, en 1754, de otro Intendente de la provincia de Lyon, **Henry-Léonard Bertín**, para que su idea fraguase.

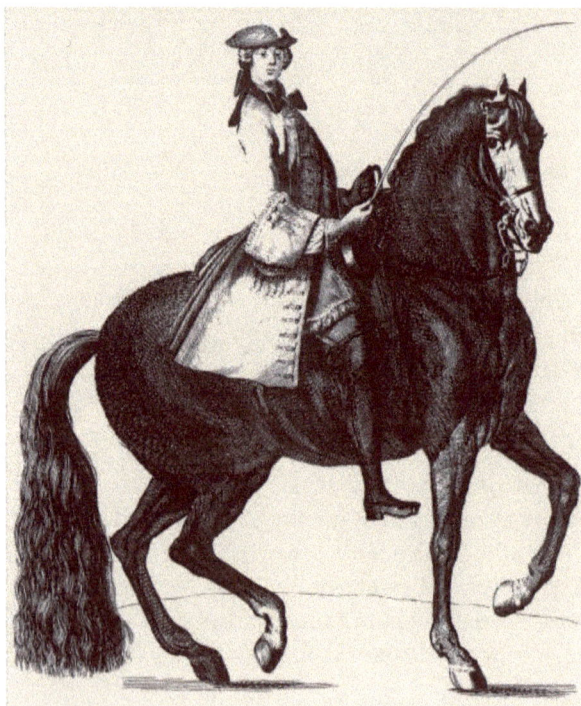

Caballerizo del siglo XVIII

Santiago Vega García

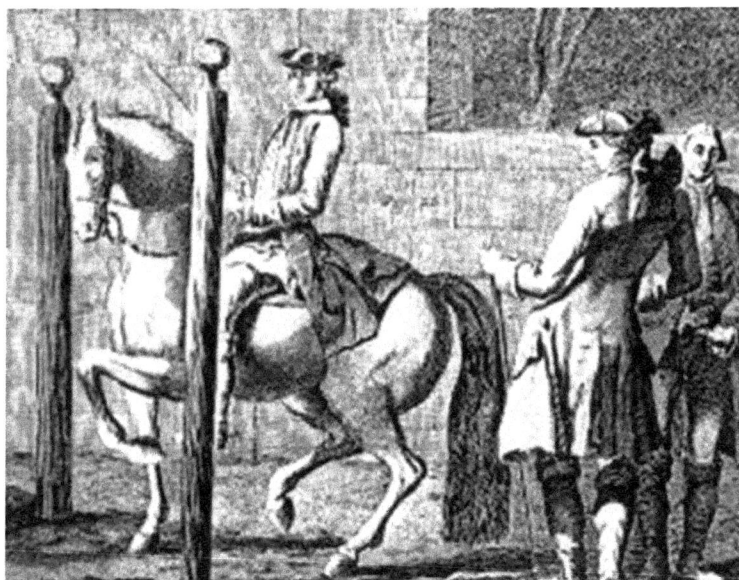

Bourgelat, hombre de ciencias

Bourgelat participó asiduamente en las actividades científicas que se emprendieron en Francia en la segunda mitad del siglo XVIII.

La publicación de Éléments d'hippiatrique («Elementos de hipiátrica»), le convirtió en uno de los principales autores de su época, entre los que destacaba por su excelente metodología científica, adquirida durante su colaboración con los cirujanos de Lyon, con quienes había estudiado la anatomía de los caballos mientras aprendía a disecar.

Gracias a esta segunda publicación **fue nombrado, en 1752, miembro correspondiente de la Academia de Ciencias de París. Diderot y d'Alembert le propusieron colaborar en la elaboración de la Enciclopedia y redactar todos los «artículos relacionados con la doma de caballos, la herrería y las artes afines».** Tras corregir los textos de los autores que le habían precedido, en 1755 firmó el primero de sus cerca de doscientos cincuenta artículos.

Su obra le permitió establecer relaciones fuera de su círculo de amigos y colaboradores de Lyon. Le granjeó, en particular, **la amistad**, e incluso a veces el apoyo, **de Malesherbes y Voltaire.**

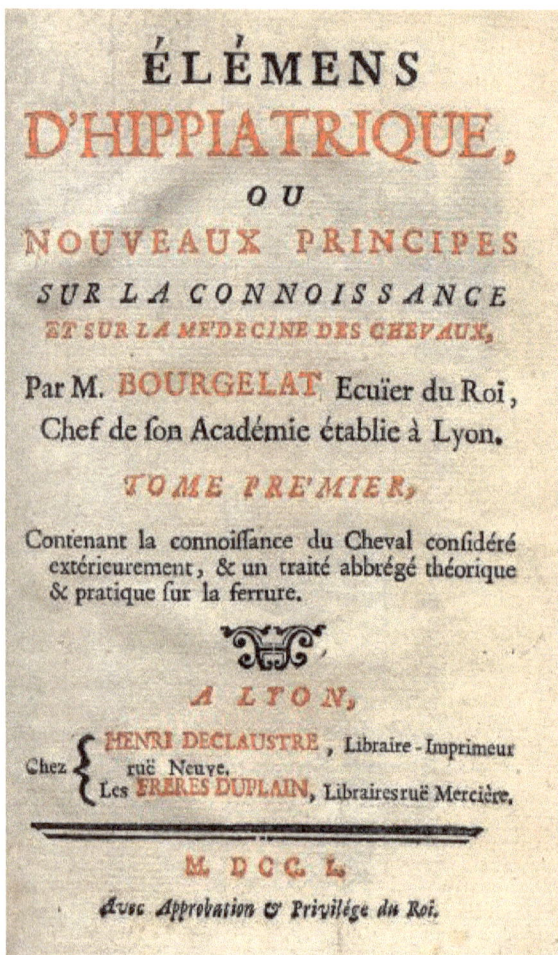

Portada de Elements d'Hippiatrique

Henry-Léonard Bertin fue Intendente de la provincia de Lyon de 1754 a 1757 y, durante ese período, trabó una estrecha relación de amistad con Bourgelat, a quien nunca dejó después de brindar su firme y leal apoyo.

Bertin marchó de Lyon para asumir el cargo de Teniente General de Policía en París, donde enseguida pasó a ser uno de los protegidos de Madame de Pompadour. Ese mismo año, **Bourgelat** fue ascendido al cargo de **Inspector de las Caballerizas de la provincia de Lyon**.

En 1759, Bertin fue nombrado Interventor General de Finanzas. El año siguiente, gracias también a la intervención de Malesherbes, Bourgelat obtuvo el cargo de Censor e Inspector de la Librería de Lyon.

En 1761, el gobierno de Luis XV quiso promover la prevención de las enfermedades del ganado, la protección de los pastos y la instrucción de los campesinos. La gestión de esta reforma agrícola emprendida por el rey fue encomendada a Bertin, que propuso, entre otras cosas, crear una escuela de veterinaria en Lyon y nombrar a Bourgelat director de la misma.

En 1762 Bertin fue nombrado Ministro de Estado por Luis XV, lo que le permitió acceder al Consejo de Estado del Rey. Dos años después, un real decreto nombraba a Bourgelat «Director e Inspector General de la Escuela Veterinaria de Lyon y de todas las Escuelas Veterinarias creadas y por crear en el reino» y más adelante «Comisario General de las Caballerizas del Reino».

En **1765 Bertin facilitó también la creación de la Escuela de Alfort**. Se le puede considerar, por consiguiente, **co-fundador de la profesión veterinaria**.

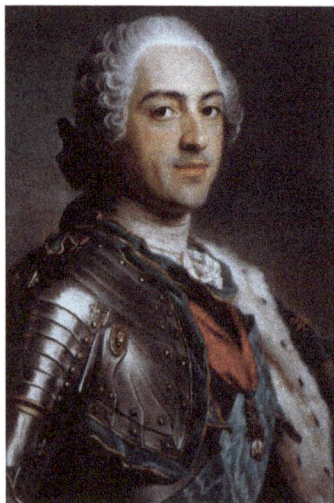

Henry Bertin

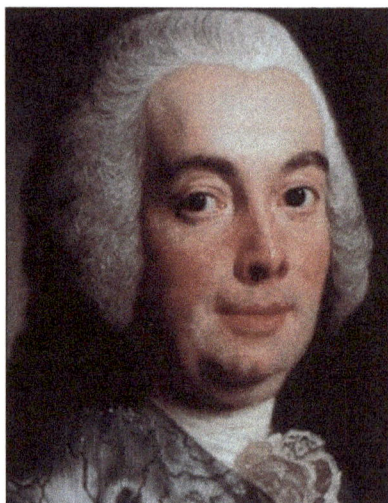

Louis XV

Lyon en el siglo XVIII

Fue un siglo de gran expansión de la ciudad. La industria de la seda alcanzó su apogeo y, como consecuencia de ello, la población creció considerablemente. El arquitecto Morand empezó a urbanizar las tierras situadas al este del Ródano. En las marismas se recuperaron zonas edificables. Los suburbios de Brotteaux y la Guillotière, entre el casco urbano y las grandes llanuras agrícolas de la región del Dauphiné, se extendieron.

Fue también la época en que se construyó, semejante a un templo de la Medicina y tal y como se conserva en la actualidad, el Hôtel-Dieu. En él, Claude Pouteau dirigía el equipo de cirujanos con el que Bourgelat estudió Anatomía.

La Academia que dirigía **Bourgelat** bordeaba las murallas de Ainay, cerca de la basílica de Saint-Martin. De ella sólo queda hoy la entrada, en el n° 17 de la calle Bourgelat, actual sede de la Fundación Mérieux.

Santiago Vega García

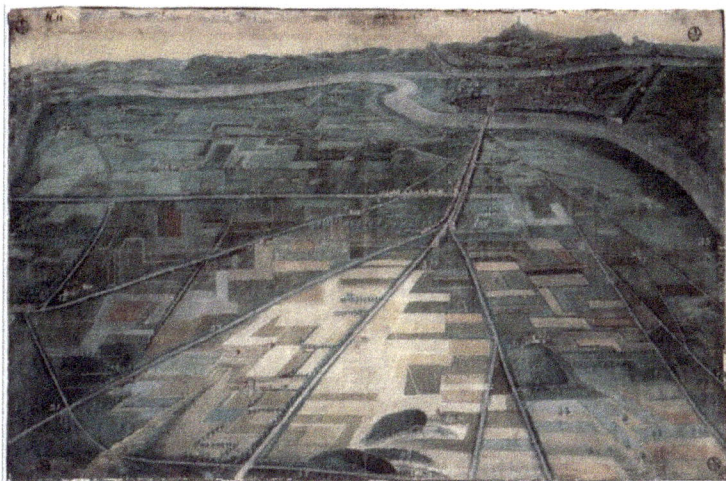

La Guillotière en el siglo XVII

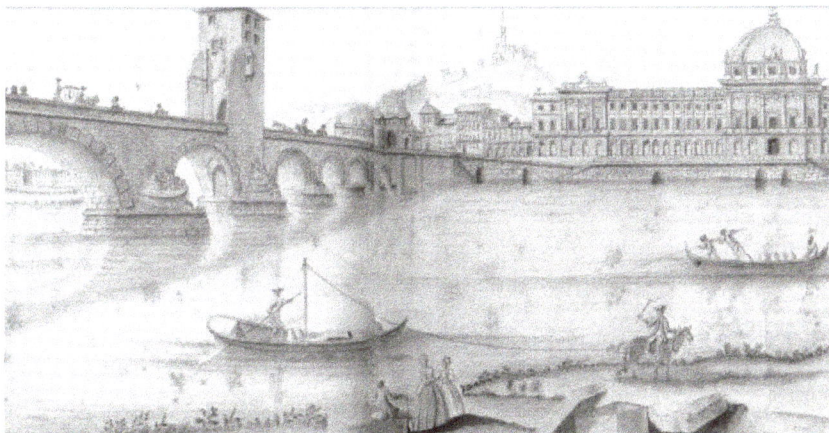

El Hôtel-Dieu y el puente de la Guillotière en el siglo XVIII

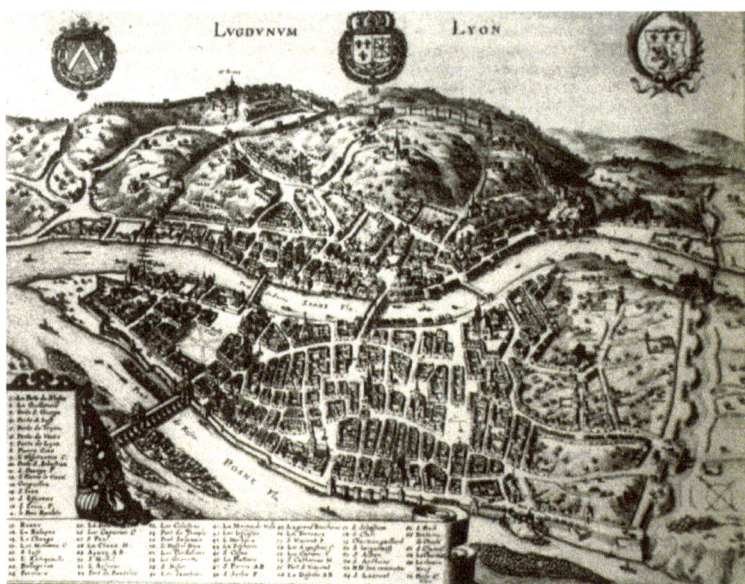

El nacimiento de la Escuela

Durante el período que Bertin residió en Lyon, **Bourgelat** le convenció de la conveniencia de crear una Escuela Veterinaria en la ciudad.

En julio de 1761 Bertin sometió el proyecto a La Michodière, su sucesor en el cargo de Intendente de la provincia, y obtuvo su visto bueno. Después, gracias a las altas funciones que desempeñaba, defendió el proyecto ante el propio Luis XV. El 4 de agosto de 1761, un decreto del Consejo de Estado del Rey autorizó a Bourgelat a «abrir una Escuela en la que se enseñen públicamente los principios y métodos para curar las enfermedades de los animales». La Escuela abrió las puertas a sus primeros alumnos en febrero de 1762.

Preocupado por el porvenir financiero de su establecimiento, **Bourgelat** quiso que éste fuera reconocido de forma más oficial todavía. Bertin prefirió sin embargo esperar a que la Escuela comenzase a demostrar su eficacia. Convencido por el éxito de las primeras operaciones de lucha contra las epizootias realizadas por los equipos de alumnos de la Escuela, Bertin pidió al rey que diera una prueba de confianza suplementaria a **Bourgelat. Para reoconocer y realzar la obra realizada el 3 de junio de 1764, otro decreto del Consejo de Estado del Rey confería a la Escuela de Lyon el título de «Real Escuela de Veterinaria**». Más tarde pasó a ser «Imperial» y finalmente «Nacional».

Decreto del Consejo de Estado publicado en 1761

La Escuela de la Guillotière en Lyon

El 10 de enero de 1762, Bourgelat firmó con los rectores del Hôtel-Dieu un contrato de arrendamiento, por un período de 6 años, de un antiguo albergue situado en el suburbio de la Guillotière y denominado «La Casa de la Abundancia». Después de algunas obras de acondicionamiento, la Escuela abrió sus puertas en febrero de 1762.

Santiago Vega García

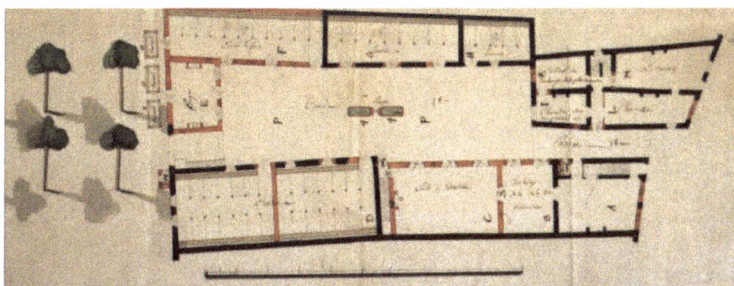

Plano de la planta baja de la Escuela

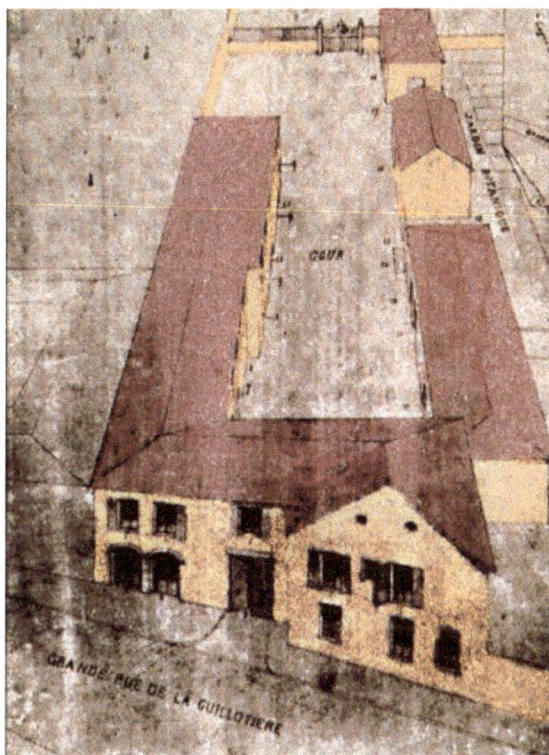

Los edificios de la Escuela

Los locales de la Escuela eran dos edificios construidos en torno a un gran patio. Un pórtico que daba a la calle cerraba el lado sur del patio. Al norte, el patio desembocaba en un gran prado. La sala de disección y un amplio establo con veintiocho caballos delimitaban el patio al oeste, y dos establos pequeños situados al este permitían aislar a los animales enfermos.

Por el prado se accedía al jardín botánico, que cuidaba el Abad Rozier. Muy admirado por la población, el jardín atraía a numerosos visitantes.

El primer piso comprendía una gran sala grande de disección, el cuarto del disector anatómico y el cuarto del Director. Los alumnos se alojaban en dormitorios situados encima de los establos.

La Escuela permaneció en estos edificios hasta el año 1796, fecha en que la insalubridad y la exigüidad de los locales obligaron a trasladarla al antiguo convento de Deux-Amants, cerca de las puertas de Vaise, en los muelles del río Saône. Allí permaneció hasta que en 1978 se instaló en su emplazamiento actual.

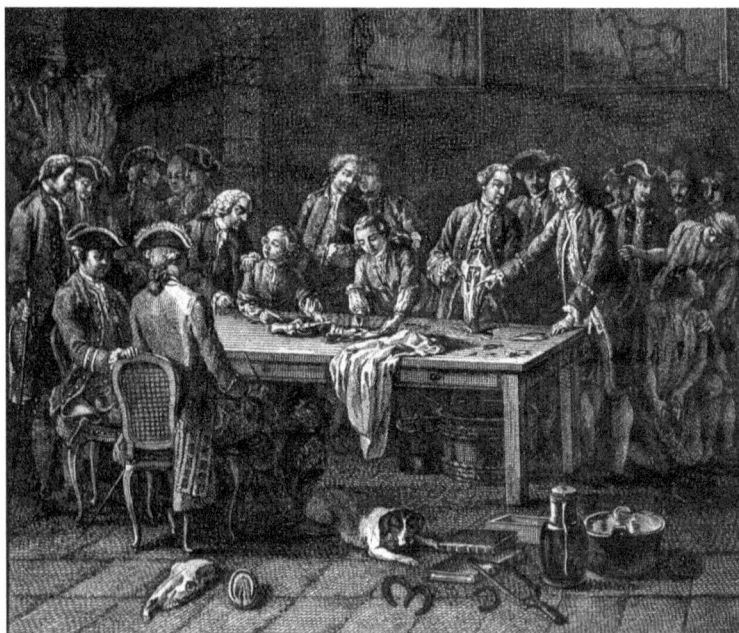

La Escuela Veterinaria de París, última creación de Bourgelat

Para Bertin, la fundación de la Escuela de Lyon era tan solo una etapa en su proyecto de saneamiento del ganado francés. Bourgelat también esperaba multiplicar las escuelas veterinarias en Francia, pero soñaba igualmente con difundir su experiencia más allá de las fronteras del país.

En 1765 Bertin le ordenó crear una escuela en París. La nueva escuela se instaló en Alfort, una localidad situada en el punto de confluencia de los ríos Marne y Sena. Un castillo, con sus dependencias y su parque de 10 hectáreas, constituyeron el lugar de residencia de la escuela. El arquitecto Soufflot se encargó de las obras de acondicionamiento y la escuela abrió sus puertas en octubre de 1766. Honoré FRAGONARD fue su primer director, mientras Bourgelat, en calidad de Inspector General de las Escuelas de Veterinaria, velaba por sus dos creaciones.

En la Escuela de Alfort se impartían tres tipos de formación: la de los futuros veterinarios, la destinada a los inspectores de criaderos de caballos y una formación especial para veterinarios militares. Este primer emplazamiento sigue siendo el de la actual Escuela de Veterinaria de Alfort, la más antigua del mundo que permanece en los locales en que se fundó.

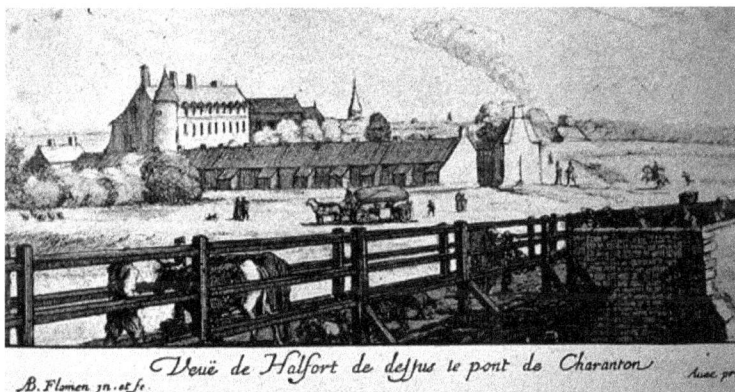

El castillo de Alfort visto desde el puente de Charenton

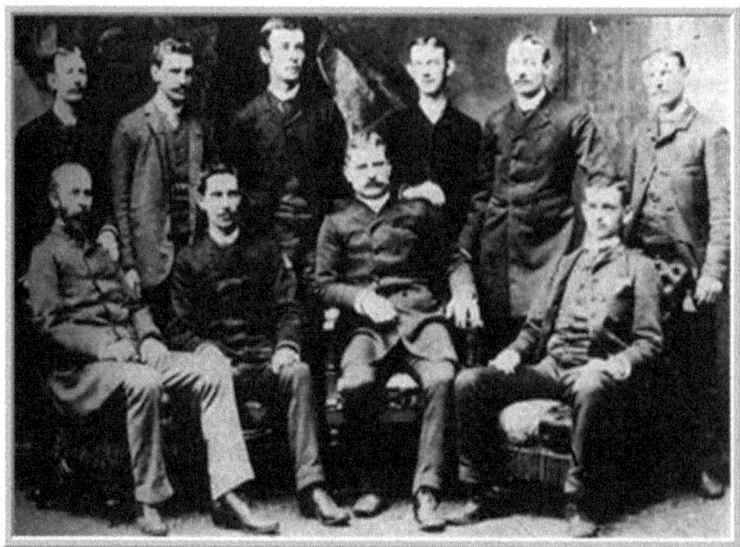

Primeira turma de formandos de Alfort

Lyon, decana y madre de las escuelas veterinarias del mundo

Todos los fundadores de las escuelas veterinarias de Europa se formaron en Lyon y en Alfort a finales del siglo XVIII. Unos eran franceses que se expatriaron después de su formación y otros extranjeros que fueron enviados a Francia por sus países para aprender los principios fundamentales del nuevo arte de la medicina veterinaria.

Más tarde, discípulos más lejanos de **Bourgelat** fundarían las primeras escuelas en otros continentes, la mayoría de ellas en las zonas de influencia de esos países.

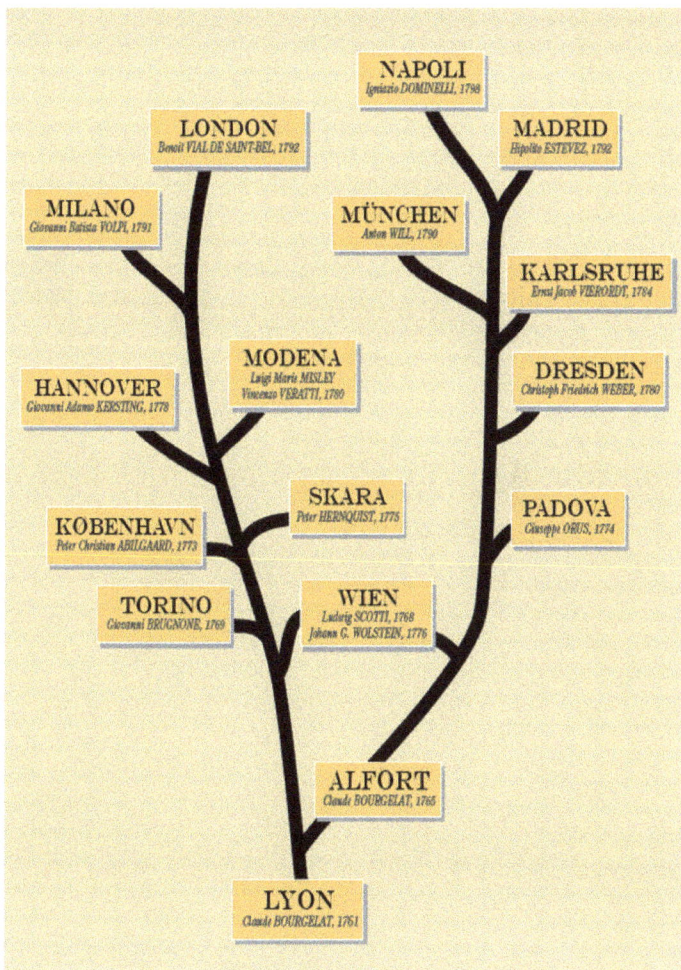

Genealogía de las primeras Escuelas de Veterinaria.
Bourgelat, inventor de la biopatología comparada

Bourgelat, inventor de la biopatología comparada

Casi un siglo antes de que Rayer fundase la «patología comparada», Bourgelat, inspirado por las ideas de los naturalistas de su época y por su colaboración con los cirujanos de Lyon, había sentado ya las bases del concepto moderno de «biopatología comparada».

Dos frases extraídas de los «Reglamentos para las Reales Escuelas de Veterinaria» (publicados en 1777, dos años antes de su muerte), su «**testamento filosófico**», **bastan para demostrarlo:**

> *Las puertas de nuestras Escuelas están abiertas a todos aquellos cuya misión es velar por la conservación de la humanidad y que han adquirido, por el buen nombre que han alcanzado, el derecho de acudir a ellas para estudiar la naturaleza, buscar analogías y verificar ideas cuya confirmación puede ser útil para la especie humana.*

> *Hemos comprobado la estrecha relación que existe entre la máquina humana y la máquina animal; dicha relación es tal que la medicina humana y la medicina animal se instruirán y perfeccionarán mutuamente el día que, libres de un prejuicio ridículo y funesto, dejemos de pensar que nos rebajamos y envilecemos estudiando la naturaleza de los animales, como si esa naturaleza y la verdad no fuesen en todo momento y en todo lugar dignas de ser exploradas por cualquiera que sepa observar y pensar.*

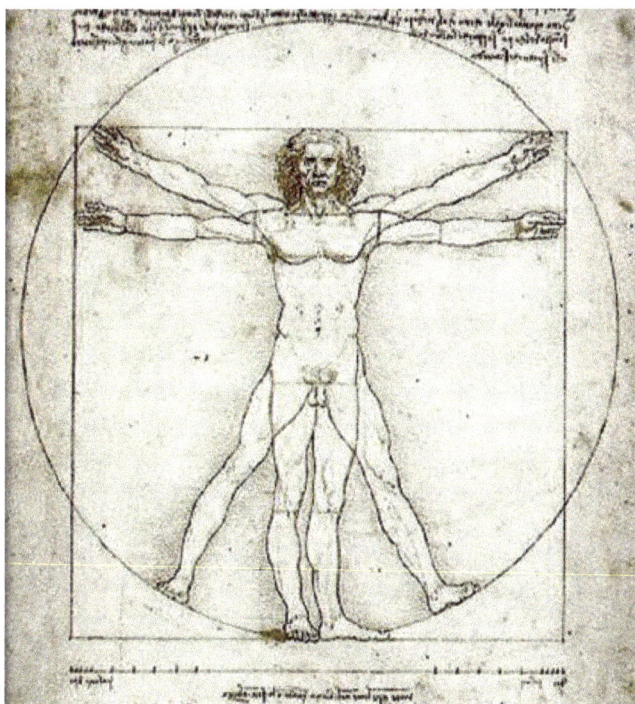

Dibujo de Leonardo da Vinci

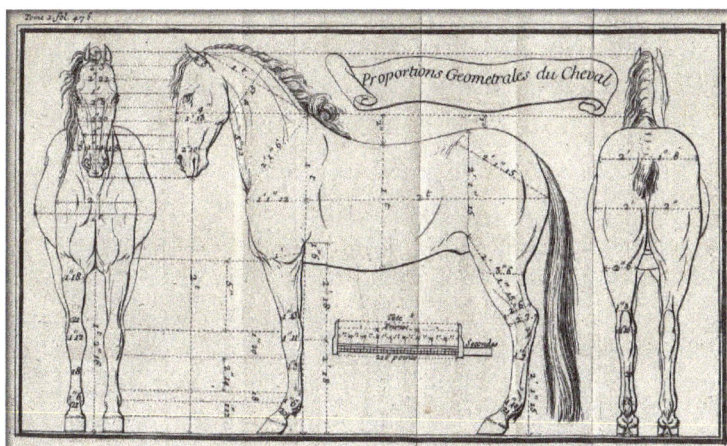

Proportions Geometrales du Cheval

Lámina de anatomía de Claude Bourgelat

Claude Bourgelat intuyó hace 250 años que buceando en los conocimientos de la patología del animal mejoraría el entendimiento de la humana; y puso manos a la obra colaborando con científicos de otras ramas médicas. Siguiendo ese hilo conductor, generaciones de veterinarios han dedicado su vida a la investigación biomédica y al estudio de la medicina comparada, adentrándose en campos siempre fronterizos.

En esta línea se ha celebrado recientemente en Atlanta, Georgia (EE.UU.) (22-24 de marzo de 2006) el «**Simposio Internacional sobre Zoonosis Emergentes: Colaboración entre médicos y veterinarios para superar los retos globales**». El contenido de las ponencias y las conclusiones de esta reunión han puesto de manifiesto, según Bernard Vallat director de la Organización Mundial de Sanidad Animal (OIE), lo siguiente:

> El acuerdo de la comunidad médica y veterinaria de que sólo una cooperación adecuada permitirá hacer frente a las zoonosis emergentes y reemergentes en el futuro que, sin duda alguna, continuarán amenazando a la comunidad global».

Y para finalizar, destacar que la clarividencia que llevo a Bourgelat, hace 250 años, al desarrollo de la moderna biopatologia comparada, se ha visto recientemente reconocida con el emerger de un nuevo concepto: «un mundo, una salud», que subraya la súbita toma de conciencia colectiva del vínculo existente entre las enfermedades animales y la salud pública.

En esta nueva singladura, la Organización Mundial de la Salud (OMS) ha adoptado el Reglamento Sanitario Internacional que confiere nuevas obligaciones a sus Miembros. La OIE, la OMS y la Organización de las Naciones Unidas para la Agricultura y la Alimentación (FAO) han creado el sistema GLEWS («*Global Early Warning System*»), una plataforma común a las tres organizaciones para mejorar la alerta sanitaria precoz a escala mundial. La OIE, la OMS y la FAO (con el apoyo de la UNICEF, del UNSIC y del Banco Mundial) han preparado un documento consensudo sobre las medidas mundiales necesarias para coordinar mejor las políticas sanitarias médicas y veterinarias

Santiago Vega García

a fin de tener en cuenta las nuevas exigencias de prevención y lucha contra las zoonosis. Y este documento fue presentado y adoptado por los ministros de más de 100 países en la Conferencia de Sharm el Sheij en Egipto, en octubre de 2008.

Bourgelat, precursor de la ética profesional

Sin haber enseñado ni ejercido jamás la profesión veterinaria, Bourgelat dedicó todos sus esfuerzos a la administración de las escuelas de veterinaria, cuidando de los más mínimos detalles. Redactó, en particular, numerosos textos reglamentarios. La rectitud moral de los alumnos era una de sus prioridades. Quería que de sus escuelas saliesen hombres honestos e instruidos y subrayaba continuamente el bien que el país podía esperar de ellos.

Una frase extraída de los «Reglamentos para las Reales Escuelas de Veterinaria», que bien podría servir de preámbulo a nuestro moderno Código de Deontología, refleja claramente las preocupaciones éticas de este visionario, fundador de la profesión veterinaria:

> Impregnados siempre de los principios de honestidad que habrán apreciado y de los que habrán visto ejemplos en las Escuelas, jamás deberán apartarse de ellos; distinguirán al pobre del rico, no pondrán un precio excesivo a talentos que deben exclusivamente a la beneficencia del Rey y a la generosidad de su patria y demostrarán con su conducta que están todos igualmente convencidos de que la fortuna consiste menos en el bien que uno posee que en el bien que uno puede hacer.

REGLEMENTS

QUI SERONT OBSERVÉS

PAR LES ÉLEVES

DE L'ÉCOLE POUR L'ART VÉTÉRINAIRE.

ARTICLE PREMIER.

LES Eleves se rendront tous les matins à l'École en Hyver à sept heures & demi, & en Eté à six heures, à l'exception de ceux qui dans cette derniere Saison seront de semaine à la Forge, lesquels s'y rendront à cinq heures.

II.

AVANT de sortir de leur Auberge, chacun d'eux sera tenu de faire son lit, & si les lits sont par deux, chacun de ceux qui y coucheront les fera à son tour.

III.

DANS chaque chambrée il y aura toujours un Eleve par semaine tenu de balayer & d'appropier la Chambre, & chacun fera à cet effet nommé à son tour par le Chef de l'Auberge, qui tiendra la main à l'exécution de tout ce qui sera prescrit relativement à la propreté & à la netteté dans ladite Auberge, à peine d'en répondre en son propre & privé nom.

IV.

LE Chef de l'Auberge aura soin tous les matins de faire peser devant lui par l'Entrepreneur ou les gens par lui commis, la quantité de viande qu'il s'est engagé de fournir & le pain qu'il s'est obligé de donner le matin à chaque Eleve, le tout pour obvier à toutes suppositions de fraude & à toutes plaintes bien ou mal fondées.

V.

LES Eleves arrivés à l'École, on les repartira suivant les travaux à faire, & chacun dans leur rang de semaine en semaine dans les differens lieux de l'Hôtel où ils doivent être de service pour leur propre instruction, comme à la Forge, à la Pharmacie, dans la Salle des Dissections, dans celle des Operations, dans le Jardin des Plantes, dans les différentes Entrées servant d'Hôpital, &c. sauf à les rassembler à de certaines heures pour les Leçons générales qui leur seront données, & pour leur faciliter le moyen d'écrire les cahiers qui leur seront dictés.

VI.

LES Eleves de service dans les Ecuries seront tenus d'y coucher, lorsqu'elles seront pourvues d'animaux malades, & il leur administrera les remedes ordonnés, tant avec les Eleves de service à la Pharmacie, qu'avec le Chef de la Forge.

VII.

TOUT les Eleves de service dans un lieu & dans un autre, seront garants de la propreté de ce même lieu, & de tous les Outils & Instrumens qui y seront employés, ces Outils & ces Instrumens devant être remis en la place d'où les Eleves les quittent, & chaque Salle devant être régulièrement balayée chaque jour.

VIII.

LES Eleves de Service dans le Jardin des Plantes auront attention de n'en déranger aucune, & ne permettront nullement tant aux autres Eleves qu'aux Etrangers qui pourraient entrer dans ledit Jardin, de les tirer, & les arracher, & ils ne souffriront point que les Numéros qui les indiquent soient déplacés.

IX.

LES Eleves de service dans les Ecuries se conformeront aux Instructions qui y sont affichées, & exécuteront d'ailleurs exactement de tout ce qui leur prescrit tant pour la quantité & l'espace de nourriture à donner aux animaux malades, que pour l'heure qu'il leur indiqué à cet effet, & que pour les remèdes qui seront les ordonnés.

X.

LES Eleves de service dans la Salle de Démonstration ne permettront ni aux Eleves ni aux Etrangers qui pourraient y entrer, de déplacer les pièces d'Anatomie, & de toucher aux Numéros servant à indiquer les noms & les usages des différentes parties qui entrent dans la composition de ces pièces.

XI.

LES Eleves de service dans la Pharmacie & dans le Laboratoire ne toucheront à aucunes Drogues, & n'entreprendront aucune composition que sous les yeux du Pharmacien, défenses à eux d'en débiter aucune sans l'aveu & sans qu'il ait dosé lui-même.

XII.

LES Eleves de service à la Forge se conformeront aux Instructions qui y sont affichées, & exécuteront ce qui leur sera prescrit par le Chef de la Forge.

XIII.

ILS obéiront en tout aux ordres des Démonstrateurs, & ne s'absenteront jamais de l'Ecole sans une permission expresse.

XIV.

ON accorde aux dits Eleves un jour de congé par semaine. Ce jour de congé sera le Jeudi, mais ceux qui seront de service n'en profiteront point à moins que les occupations n'étant pas fort considérables, on puisse le contenter d'un seul Eleve dans chaque lieu; en ce cas s'il en est deux de service, un d'eux sera libre le matin & l'autre l'après-dîné.

XV.

IL en sera de même les jours Fêtés, à l'exception des Eleves qui seront de service à la Forge, lesquels jouiront de leur liberté ces mêmes jours.

XVI.

EN Hyver les Eleves sortiront de l'Ecole à midi, & en Eté à onze heures, pour se rendre à leur Auberge & pour y dîner. Nul d'entre eux ne pourra s'en absenter sans permission, & tous se comporteront dans l'Auberge sans bruit & décemment. Après le dîner ils monteront dans leur chambre placée qu'ils se retireront dans la Cuisine ou dans la Salle à manger de l'Auberge, & ils se rendront à deux heures à l'Ecole.

XVII.

PARMI ceux qui seront de semaine, il en restera toujours un dans les Ecuries qui sera relevé par un autre de service dans lesdites Ecuries aussi-tôt qu'il aura dîné.

XVIII.

LES Eleves en Hyver se retireront le soir à cinq heures, & dès qu'ils seront rendus dans leur Auberge & qu'ils auront soupé, ils monteront dans une chambre; & le Chef de l'Auberge devant se faire remettre tous les soirs le chef de l'Auberge, qui ne sera ouverte & prudente dès que sept heures seront sonnées.

XIX.

EN Eté ils se retireront à sept heures, & l'Auberge ne sera plus ouverte après neuf heures, & le Chef de ladite Auberge devant les défendre & souffrira de tout ce qui pourrait le passer de contraire au bon ordre dans ladite Auberge, & de tenir invariablement en ce qui concerne les heures auxquelles les Eleves doivent y être rendus.

XX.

CHACUN deux se conformera de transire à toutes à petits enfans les instructions qui leur seront données, & explicatera et réduira dans le cours de l'année les plus qui seront la première description de leur classe, & dans la distribution ôter les prélimes du M. Dumesbou leur permesto dans les Papiers publics, concernant à les faire connaître dans le Réglement.

Reglamento interno de las escuelas de veterinaria

Bourgelat, humanista

Miembro correspondiente de la Academia de Ciencias de París, redactor de la Enciclopedia, Censor e Inspector de la Librería de Lyon, Bourgelat no se ganó la estima y la amistad de un político importante como Bertin y de pensadores ilustres como Malesherbes, Diderot, d'Alembert y Voltaire por su valía como científico solamente. Era un hombre hondamente penetrado de los valores difundidos por las grandes corrientes de ideas de su época. Todos sus escritos contienen reflexiones que van mucho más allá de los aspectos técnicos y médicos y que muestran su búsqueda de la Verdad.

De su obra he seleccionado algunas citas

> Por lo demás, abrimos simplemente caminos. Otros pondrán más lejos los límites en los que nos detengamos.

> Sólo adquiriremos conocimientos ciertos si abrimos y hojeamos el libro de la Naturaleza; todo prestigio y toda ilusión se desvanecerán en cuanto apercibamos esos conocimientos; desearemos obrar únicamente en función de verdades, asir el hilo de cada una de ellas y seguirlas hasta donde lleguen.

Qué mejor elogio de él en este aspecto que las palabras que le escribió Voltaire en 1771:

> Admiro sobre todo su ilustrada modestia… Cuanto más sabe usted, menos afirma. En nada se asemeja a esos físicos que se ponen en el lugar de Dios y crean un mundo con sus palabras. Con su experiencia, ha abierto usted una carrera nueva; ha prestado verdaderos servicios a la sociedad: esa es la física buena.

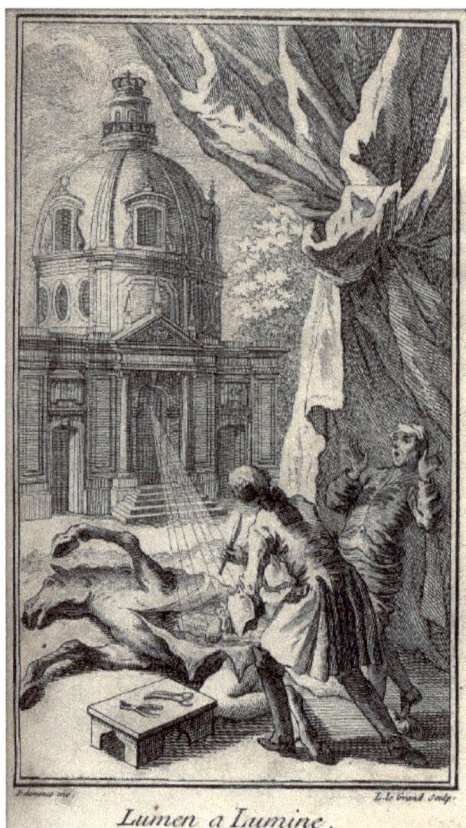

Frontispicio d'*Eléments d'hippiatrique* de Claude Bourgelat

A pesar de lo anterior, se reconoce a **Rudolf Virchow**, eminente figura de la medicina del siglo XIX, como el precursor de este concepto, y su cita:

> Entre la medicina humana y la medicina veterinaria no existen líneas divisorias, ni deben existir. El objeto es diferente, pero la experiencia obtenida constituye la base de toda la medicina.

En su globalidad esta cita sintetiza sus ideas al respecto, surgidas mientras estudiaba una lombriz intestinal, *Trichinella spiralis*, en el ganado porcino. Virchow acuñó el término «**zoonosis**»

Santiago Vega García

para indicar una enfermedad infecciosa que se transmite entre humanos y animales. Además de su carrera de medicina, el Dr. Virchow sirvió en varios puestos parlamentarios y abogó por la importancia de mejorar la educación veterinaria.

En aquel momento, el concepto en lo fundamental exigía un enfoque común para procesos comunes. El concepto en el tiempo que a Virchow le tocara vivir (1821-1902) no fue debidamente apreciado. En lo que a **William Osler** se refiere (1849-1919), patólogo también como Virchow, el concepto se deriva más hacia su propuesta de «**Una Medicina**» por los aportes que realizara en la definición de la patología como disciplina y en el valor de la patología comparada. En el ámbito de las Ciencias Veterinarias debemos citar a **Theodor Kitt** (1858-1941), discípulo de Virchow, veterinario alemán, padre de la patología comparada, en cuyos libros se formaron tantos investigadores médicos y veterinarios.

En **1984** el concepto fue nuevamente re-articulado con idénticos propósitos en la edición de ese año en el libro *Calvin Schwabe's Veterinary Medicine and Human Health*, brindando la oportunidad a médicos, veterinarios y patólogos de reconocer el valor de la anatomía comparada. No obstante, queda bien sentado desde ese momento que las consecuencias de ignorar las oportunidades y lo más importante, la necesidad de preparar a las futuras generaciones para encontrar los cambios inherentes en el renacido momento de «Una Medicina». Fue **Calvin Schwabe**, veterinario y epidemiólogo al que se le conoce el mérito de dar vida al moderno movimiento de: «Una Medicina». La importancia de este concepto es recogido por prestigiosas instituciones como *The American Medical Association* y *The American Veterinary Medical Association*. En los últimos tiempos han aprobado resoluciones que apoyan los conceptos «Una Medicina» o «Una Salud» que enlazan a ambas profesiones. Si en el año 2011, con motivo del 250 aniversario de la creación y normalización de la enseñanza veterinaria en el mundo, se puso en valor «Un Mundo, una Salud», hoy el concepto sigue evolucionando para transformarse en «Una Salud», aunque personalmente creo muy acertado enmarcarlo en nuestro entorno de ahí que «Un Mundo, una Salud» fuese en su momento tan atractivo.

Sin embargo, el concepto en la actualidad va más allá de estas aspiraciones en las investigaciones que apoyan el ejercicio de ambas medicinas. El concepto «Un Mundo, una Salud» parte de la premisa que en la actualidad las relaciones comerciales, de intercambio, académicas, culturales, investigativas, religiosas y de otra naturaleza son cada vez más universales, de ahí que los peligros pueden amenazar por igual a diversas regiones del planeta; aunque sus impactos difieran entre una y otra región.

Recientemente, se ha comenzado a hablar de «Una Salud Estructural» que pone el foco sobre las crisis estructurales, la falta de sostenibilidad y los desequilibrios fundamentales, tanto del sistema global natural como del sistema global social, que provocan las condiciones que permiten la aparición de enfermedades.

Desde una vertiente histórica les traslado, como anécdota, que la primera lección que se impartió en el **Real Colegio-Escuela de Veterinaria de la Corte**, en **1793**, (Centro ubicado en los terrenos que hoy ocupa la Biblioteca Nacional y el Museo Arqueológico) la realizó su primer director el mariscal mayor **Segismundo Malats y Codina**, el cual supo enlazar muy acertadamente la salud de los ganados, con la medicina preventiva, la producción de proteínas de alta calidad biológica y la protección del entorno. Estos haces fuerza de su discurso, pronunciado ante gente muy principal de la Corte, sentó las bases en las que se mueve en la actualidad las modernas Ciencias Veterinarias. No tiene nada de extraño que el lema de la veterinaria española sea: «*Hygia pecoris, Salus populi*» (Por la salud de los ganados, la salud de las personas). Tan acertada frase recoge el sentir de una profesión con espíritu de servicio en el vasto campo de la Salud.

Conclusión

One World, One Health (en su expresión inglesa) no es solo un lema afortunado, sino la formulación sencilla y contundente de que las profesiones sanitarias tienen que remar al mismo ritmo y en la misma dirección para cumplir con el papel legal y social que tienen asignado. Desde esta tribuna animo a los profesionales médicos y veterinarios a participar en el que será, sin duda, el primer paso de un camino que nos llevará lejos. De la colaboración cercana entre estas dos profesiones, y la interacción con los estudiantes que un día nos tomarán el relevo, ayudarán a que nuestra demanda de medios de trabajo, investigación e infraestructuras sanitarias se refuercen para ayudar en este ambicioso proyecto.

Médicos y veterinarios, de aquí y allá, en todas partes del mundo, llevan décadas trabajando en paralelo en la lucha contra las enfermedades que acosan al hombre, a los animales y al entorno que nos cobija. Somos muchos, los que creemos que ha llegado la hora de que ambas líneas paralelas confluyan y aúnen fuerzas en torno a un proyecto común: Una salud.

Les insto nuevamente: *One Health* es un concepto sólido desde la vertiente intelectual, está científicamente verificado, ha calado en las autoridades y prende entre la ciudadanía. Las bases del proyecto están cimentadas. Falta por armar el edificio que sea el instrumento que nos permita compartir información y avanzar –casi sin darnos cuenta- trabajando en red. Es complejo y necesita algo de tiempo este proyecto, pero somos nosotros quienes podemos hacerlo realidad. Precisamente está en nuestras manos formar a especialistas veterinarios dentro del sistema nacional de salud cuyos campos estarían dentro de la salud pública, la medicina preventiva y la investigación, práctica y docencia de la medicina y cirugía experimentales.

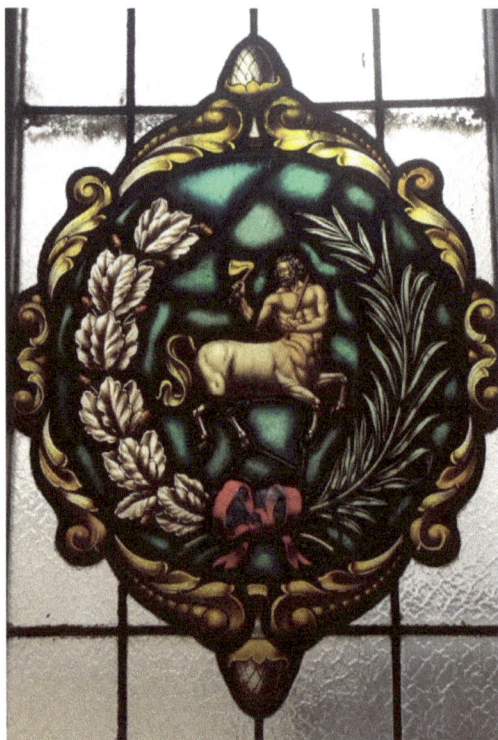

LA RABIA COMO UN EJEMPLO DE «UNA SOLA SALUD»

La Dra. Mirta Roses (Directora de la Organización Panamericana para la Salud) dice:

> Eliminar ciertos padecimientos o enfermedades que aun afectan a nuestros semejantes a pesar de que disponemos del conocimiento y los instrumentos para su virtual desaparición, es uno de esos sueños posibles. Precisamente porque esto es posible, es también éticamente impostergable que nos pongamos en marcha con determinación para eliminar esas enfermedades.

Es por definición la rabia, una encefalomielitis aguda (inflamación del encéfalo que se acompaña de la afección de la medula espinal), de amplia distribución mundial que afecta al hombre y a gran número de mamíferos domésticos y salvajes.

Además, se considera una de las **zoonosis** más importantes a tener en cuenta por las autoridades sanitarias por sus fatales consecuencias, ya que en ausencia de tratamiento conduce a la muerte. Afortunadamente existe tratamiento profiláctico pre-exposición con vacuna y post-exposición combinando la vacuna y la inmunización pasiva. No obstante, la mejor forma de impedir la enfermedad es evitar la exposición y si esto no es posible, aplicar rápidamente el tratamiento específico tras la exposición a un riesgo. Aunque la mayoría de los países europeos tienen prácticamente erradicada la rabia canina y vulpina (rabia del zorro), se siguen declarando algunos casos en animales y humanos. Los griegos denominaron a la enfermedad *«lyssa»* (locura) y los romanos *«rabere»* (rabiar), de donde deriva la terminología actual.

En los seres humanos, la rabia es 100% prevenible mediante la atención médica apropiada e inmediata. No obstante, **más de**

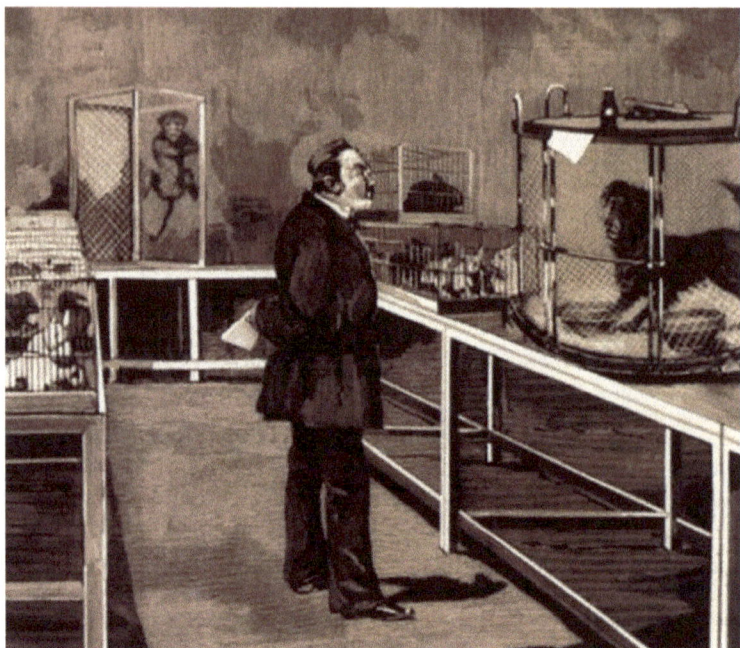

55 000 personas, principalmente en África y Asia, mueren de rabia cada año, costándole la vida a una persona cada diez minutos. La fuente mundial más importante de la rabia en los seres humanos viene a través de la rabia no controlada en los perros. Los que están en mayor peligro de la rabia son los niños, alrededor de la mitad de estas muertes ocurren en niños menores de 15 años de edad, quienes tienen mayor probabilidad de ser mordidos por los perros y también, en términos más graves, de estar expuestos a través de mordeduras múltiples en sitios de alto riesgo en el cuerpo. Esta fuente principal de la rabia en los seres humanos puede eliminarse mediante la garantía de la vacunación y el control adecuado de animales, la educación de poblaciones en riesgo, y mejoras en el acceso de personas que han sido mordidos a la atención médica.

España se encuentra libre de rabia en mamíferos desde el año 1978. Únicamente en las Ciudades Autónomas de Ceuta y Melilla dada su localización geográfica próxima a zonas endémi-

Santiago Vega García

cas, se diagnostican esporádicamente casos importados de rabia en perros. En los últimos años se ha presentado este nuevo riesgo a través de la importación ilegal de animales en periodo de incubación procedentes del norte de África. A este hecho se une el intenso tráfico de personas y animales, que continuamente se mueven por nuestro país y por todo el territorio europeo. Asimismo, es conveniente recordar que los murciélagos pueden actuar como reservorios de rabia, siendo importante recordar que la rabia en murciélagos constituye también un potencial problema de salud pública ya que dichos virus pueden ser mortales para los mamíferos terrestres y para el hombre.

En este sentido y en el ánimo de ampliar el conocimiento de la rabia en el lector, nos proponemos hacer un viaje a través del tiempo para ir recorriendo los hitos más importantes de la enfermedad. Empezar señalando que pocas enfermedades como la rabia han suscitado a través de los tiempos tanto temor al ser humano con la sola mención de su nombre. Existen sobre ella referencias que se remontan a cientos de años antes de Cristo; así, en las **Leyes de Eshnunna** (1800 a.C.), se hace referencia a la cuantía de la indemnización que el propietario de un animal rabioso había de pagar cuando, previa notificación por las autoridades, a consecuencia de su negligencia, el animal mordía a un hombre libre o a un esclavo, muriendo por ello. En el **Código de Hammurabi** (1792 a 1850 a.C.) que constituye, con sus 280 artículos, la más importante aportación cultural del derecho paleobabilónico, se describió también la rabia en el hombre. Otros datos sobre la enfermedad son por ejemplo, la descripción hecha por **Demócrito** (500 a.C.) de la rabia en el perro, o el establecimiento por **Aristóteles** (equivocadamente) 322 años a.C., de que el hombre era el único ser que no contraía la rabia por mordedura de un animal enfermo. **Galeno** (200 años a.C.) recomendó en su tiempo la extirpación quirúrgica de las heridas por mordedura de perro para evitar el desarrollo de la enfermedad y **Cornelius Celsus** en el primer siglo de nuestra era, recomendaba de igual modo la cauterización de las heridas y la inmersión del enfermo en una piscina, después de la mordedura por un perro rabioso.

En Europa occidental se tiene noticias de la presencia de la rabia en los zorros a partir de 1271, y en 1546 **Girolamo Fracastoro**, es autor de una teoría acerca del contagio de la rabia, además de describir la patología de la enfermedad en el hombre. Desde la Edad Media hasta el siglo XIX, existen pocos avances destacables en el conocimiento de la enfermedad; la naturaleza infecciosa de la rabia fue probada por **Zinke** en 1804 inoculando saliva de un perro rabioso en uno sano y provocando en éste la enfermedad.

En la segunda mitad del siglo XIX y la primera del siglo XX, se dan cita grandes descubrimientos en relación con la rabia, muchos de ellos ligados a compañeros veterinarios, y así el **veterinario francés Galtier** (1846-1908) investigador pre-pasteuriano, demostró la presencia del virus rábico en la saliva del perro, realizando inoculaciones con ella al conejo provocándole la enfermedad, lo que le permitió comprobar el periodo de incubación, y como éste iba reduciéndose a través de sucesivas inoculaciones, lo que le situó en el camino de la vacunación.

Esta práctica inmunológica la ensayó en los carneros con inyecciones intravenosas del material virulento, incluso cuando los animales habían sido mordidos. Con todas estas investigaciones Galtier allanó el camino de Pasteur, por eso diría Nicolle que «Pasteur contaba pues con una sólida base de partida, y la vía a seguir parecía consistir en el perfeccionamiento de la técnica que había utilizado Galtier».

Por lo tanto, y sobre los trabajos de Galtier, **Louis Pasteur** logró la fijación del período de incubación del virus rábico en conejo, y con ello la preparación de la primera vacuna con la que en 1885 logró salvar la vida, primero de niño alsaciano Joseph Meister y más tarde del pastor Jean Baptiste Jupille.

Si importantes fueron los trabajos de Galtier sobre la rabia, a nivel prepasteuriano, no lo fueron menos los post-pasteurianos llevados a cabo por otro veterinario, esta vez español, el insigne investigador y catedrático **Dalmacio García Izcara** (1859-1927). Trabajó con Cajal en el Instituto Alfonso XIII, donde llevó a cabo muchos de sus trabajos de investigación. En 1904 y en colaboración con Ramón y Cajal daría a conocer sus trabajos sobre las *Lesiones del virus rábico sobre el retículo de las células nerviosas*.

Una de las cuestiones más espectaculares en torno a la patogenia de la rabia resuelta por nuestro ilustre veterinario, fue la relativa a la *Velocidad de propagación del virus rábico a través de los nervios*, llegando a la conclusión de que avanzaba a un ritmo de un milímetro por hora, lo que tiene gran trascendencia en medicina preventiva para valorar la eficacia de la vacunación antirrábica, puesto que la llegada del virus a los centros nerviosos superiores será más o menos rápida; en función de la parte del cuerpo donde se ha producido la mordedura.

En los últimos años, a la par que un resurgimiento de las vacunas inactivadas a partir de virus obtenido en cultivos celulares, estamos asistiendo a una auténtica revolución de principios, con la aplicación de las técnicas de ingeniería genética y de los anticuerpos monoclonales, a los procedimientos de control, luchándose por conseguir productos inmunizantes sobre la base de fracciones mínimas del virus, pero estimulantes de una sustancial capacidad protectora. A este respecto la lección inaugural del curso académico 2016-2017, pronunciada por el Dr. Rodríguez Ferri en el Campus de la Universidad de León, fue un verdadero toque de atención al hablar sobre «Vacunas y vacunaciones. Un arte de prevenir enfermedades y más..., Que salva vidas». Su disertación se inscribió en lo que les vengo manifestando sobre «Un mundo, una salud».

La rabia humana transmitida por perros se puede eliminar mediante correctos controles y vacunación animal. Se destaca la importancia de la educación a todas las personas en riesgo y el acceso a la atención sanitaria de las personas mordidas. Con motivo de la elaboración del «Plan de Contingencia para el control de la rabia en animales domésticos» (Junio 2010) por los Ministerios de Medio Ambiente y Medio Rural y Marino y Sanidad y Política Social y Ciencia e Innovación, se estima oportuno recordar a los veterinarios clínicos, como principal pilar que son de la vigilancia epidemiológica de la enfermedad, la necesidad de tomar conciencia sobre la enfermedad y la necesidad de comunicar su sospecha a las autoridades competentes de acuerdo con la Ley 8/2003 de Sanidad Animal.

Más allá de donde vivamos, la prevención de la rabia es importante. Las personas viajan, los animales van de un lugar a otro, y los murciélagos, que son una potencial fuente de rabia en todo el mundo, vuelan. Con la iniciativa del Día Mundial de la Rabia realmente estamos (tal y como indica el lema del 2008).

¡Trabajando juntos para que la rabia sea historia!

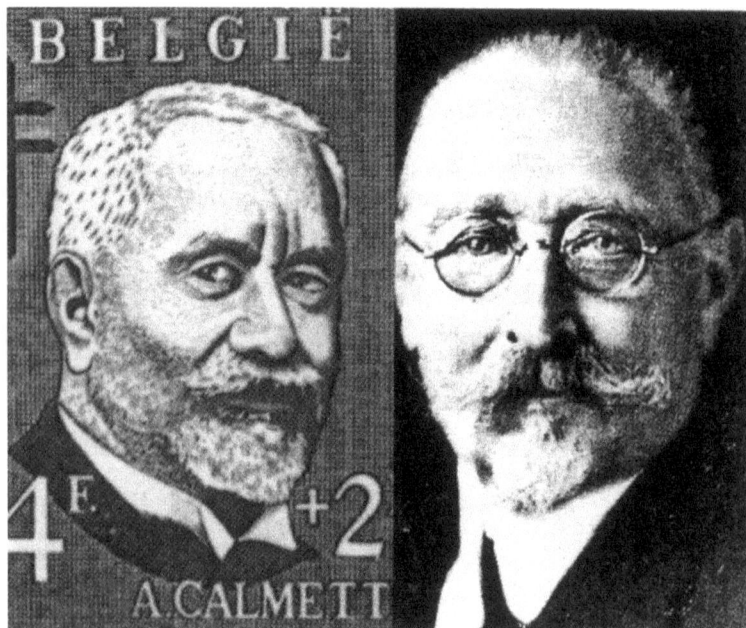

CHARLES CALMETTE (1863-1933) (IZDA.) médico y CAMILE GUERIN (1872-1961) (DCHA.) veterinario, descubridores de la vacuna antituberculosa B.C.G.

Bibliografía

1. **Ackerknecht E.H.** (1953). Rudolf Virchow: Virchow Bibliographie 1843–1901. Arno Press, New York.

2. **Anderson R.M. & May R.M.** (1979). The population Biology of infectious disease. Part I. Nature, 280, 361–367.

3. **Anon.** (2005). HIPPO Dilemma. In Windows on the wild: science and sustainability – a book of environmental Education studies. New Africa Books, Claremont, South Africa, 47–66.

4. **Anon.** (2013). Ernst Haeckel. Available at: http://en.wikipedia.org/wiki/Ernst_Haeckel.

5. **Begon M., Harper J.L. & Townsend C.R.** (1996). Ecology: individuals, populations and communities, 3rd Ed. Blackwell Science, Cambridge, Massachusetts.

6. **Black F.L.** (1966). Measles endemicity in insular populations: critical community size and its evolutionary implication. J. theor. Biol., 11, 207–211.

7. **Brown C.** Emerging zoonoses and pathogens of public Health significance – an overview. Rev. sci. tech. Off. int. Epiz., 2004, 23 (2), 435-442.

8. **Capua H.** "One World, One Health". 2009. Reunión de Educación Veterinaria "Una formación veterinaria en evolución para un mundo más seguro". Organización Mundial de sanidad Animal (OIE). París, Francia, 12 – 14 de octubre de 2009. Disponible en: http://www.oie.int.

9. **Cardiff R. D.; Ward J.; Barthold S. W.** 'Une medicina – one pathology': are veterinary and human pathology prepared?. Laboratory Investigation, 2008, 88, 18 – 25.

10. **Cardinale B., Duffy E., Gonzalez A., Hooper D., Venail P., Narwani A., Mace G., Tilman D., Wardle D., Kinzig A., Daily G., Loreau M., Grace J., Larigauderie A., Srivastava D. & Naeem S.** (2012). Biodiversity loss and its impact on humanity. Nature, 486, 59–67.

11. **Cohen J.E.** (1995). How many people can the earth support? W.W. Norton & Company, New York.

12. **Cook R.A., Karesh W.B. & Osofsky S.A.** (2004). The Manhattan Principles on 'One World, One Health'. Conference summary. One World, One Health: building interdisciplinary bridges to health in a globalized world, 29 September, New York. Wildlife Conservation Society, New York. Available at: www.oneworldonehealth.org/sept2004/owoh_sept04.html.

13. **Cushing H.** (1940). The life of Sir William Osler. Oxford University Press, Oxford.

14. **De Balogh Katinka.** 2009. Transboundary Animal Diseases. Reunión de Educación Veterinaria "Una formación veterinaria en evolución para un mundo más seguro". Organización Mundial de sanidad Animal (OIE). París, Francia, 12 – 14 de octubre de 2009. Disponible en: http://www.oie.int.

15. **Dufour B.; Moutou F.; Hattenberger A. M.; Rodhain F.** Global change: impact, management, risk approach and health measures – the case or Europe. Rev. sci. tech. Off. int. Epiz., 2008, 27 (2), 541-550.

16. **Dunlop R.H. & Williams D.J.** (1996). Veterinary medicine: an illustrated history. Mosby-Year Book, St. Louis, Missouri.

17. **Elton C.S.** (1927). Animal ecology. Sidgwick & Jackson, London.

18. **FAO-OIEA-OMS.** Comunicado conjunto FAO-OIEA-OMS sobre cuestiones de inocuidad de los alimentos tras la emergencia nuclear en Fukushima Daiichi. 2011. Disponible en: http://www.fao.org/news/story/es/item/53896/icode/.

19. **FAO.** La salud pública veterinaria en situaciones de desastres naturales y provocados. 2010. Coordinación: Carlos Eddi. Estudio FAO de producción y sanidad animal. No 170. ISSN 1014 -1200. Roma.

20. **Food & Agriculture Organization of the United Nations (FAO), World Organisation for Animal Health (OIE) & World Health Organization (WHO)** (2010). The FAO-OIEWHO Collaboration. Sharing responsibilities and coordinating global activities to address health risks at the animal-humanecosystems interfaces. A Tripartite Concept Note. Available at: www.who.int/

influenza/resources/documents/tripartite_concept_note_hanoi_en/.

21. **Fretwell S.D.** (1975). The impact of Robert MacArthur on ecology. Ann. Rev. Ecol. Systematics, 6, 1–13.

22. **Furuse Y., Suzuki A. & Oshitani H.** (2010). Origin of measles virus: divergence from rinderpest virus between the 11th and 12th centuries. Virol. J., 7, 52.

23. **George A.** (1999). The Epic of Gilgamesh. Penguin Books, London.

24. **Grmek M.D.** (1990). History of AIDS: emergence and origin of a modern pandemic. Princeton University Press, Princeton, New Jersey.

25. **Hahn B.H., Shaw G.M., De Cock K.M. & Sharp P.M.** (2000). AIDS as a zoonosis: scientific and health implications. Science, 287, 607–614.

26. **International Society for Infectious Diseases.** ISID. Enfermedades más frecuentemente referidas por ProMED mail entre septiembre y octubre de 2010. Disponible en: http://www.isid.org.

27. **Laberge A.F.** (1992). Mission and method. The early nineteenth century French public health movement. Cambridge University Press, Cambridge.

28. **Lancisi G.M.** (1964). Giovanni Maria Lancisi: cardiologist, forensic physician, epidemiologist. JAMA, 189, 375–376.

29. **Leopold A.** (1933). Game management. Charles Scribner's Sons, New York.

30. **Leopold A.** (1949). A Sand County almanac and sketches here and there. Oxford University Press, New York.

31. **Mas-Coma S.; Valero M. A.; Bargues, M. D.** Efectos del cambio climático en las helmintiasis animales y zoonóticas. Rev. sci. tech. Off. int. Epiz., 2008, 27 (2), 443-452.

32. **May R.M. & Anderson R.M.** (1979). The population Biology of infectious disease. Part II. Nature, 280, 455–461.

33. **McNeill J.R.** (2000). Something new under the sun: an environmental history of the twentieth century world. W.W. Norton & Company, New York.

34. **Montalvan L.C.** (2011). Until Tuesday. Hyperion, New York.

35. **Montou F.; Pastoret P.P.** ¿Por qué poseer nuevos animales de compañía? Rev. sci. tech. Off. int. Epiz., 2010, 29 (2), 351-358.

36. **Natterson-Horowitz B. & Bowers K.** (2012). Zoobiquity: what animals can teach us about health and the science of healing. Doubleday Canada, Toronto.

37. **Ortega C.; Simón Mari Carmen.** Experiencias aplicadas al aprendizaje de la salud pública veterinaria de forma interactiva.

38. **Pastoret P. P.** A global veterinary education to cope with societal needs. Reunión de Educación Veterinaria "Una formación veterinaria en evolución para un mundo más seguro". Organización Mundial de sanidad Animal (OIE). 2009. París, Francia, 12 – 14 de octubre de 2009. Disponible en: http://www. oie.int.

39. **Purse B. V.; Brown H. E.; Harrip L.; Mertens P. P. C.** Invasion of bluetongue and other orbovirus infections into Europe: the role of biological and climatic processes. Rev. sci. tech. Off. int. Epiz., 2008, 27 (2), 427-442.

40. **Reiter P.** Climate change and mosquito-borne disease: knowing the horse before hitching the cart. Rev. sci. tech. Off. int. Epiz. 2008, 27 (2), 383-388.

41. **Schwabe C.** (1969). Veterinary medicine and human health, 2nd Ed. Williams & Wilkins, Baltimore, Maryland.

42. **Sherman D.** The Challenges of Globalization for Veterinary Education. 2009. Reunión de Educación Veterinaria "Una formación veterinaria en evolución para un mundo más seguro". Organización Mundial de sanidad Animal (OIE). París, Francia, 12 – 14 de octubre de 2009. Disponible en: http://www.oie.int.

43. **Suárez Yolanda.** Conferencia. Manejo de Desastres Sanitarios. 2011. Facultad de Medicina Veterinaria. Universidad Agraria de La Habana. Cuba

44. **Suárez Yolanda.** Modelo de Capacitación de los Servicios Veterinarios para la prevención y control de las zoonosis y enfermedades transmitidas por alimentos (ETAs). Conferencia Magistral. II Seminario Científico Internacional sobre Medicina Veterinaria. AGROCIENCIAS 2009. Congreso Internacional de Ciencias Agropecuarias.

45. **Suárez Yolanda.; Soca Maylin.; Fabré Y.; Sánchez S.; Quintana J.; Rojo R.; Fuentes Maritza.; Barrios A.; Guerrero Y., Castro R.; Martínez A.; Cepero O.; Castillo J. C.** Estudio de algunos indicadores de riesgo asociados al manejo local de las enfermedades transmitidas por alimentos (ETA). 2007. REDVET. Revista electrónica de Veterinaria ISSN 1695-7504. 2007 Volumen VIII Número 8. Disponible en: http://www.veterinaria. org/revistas/redvet/n080807.html.

46. **Vallat B.** (2008) Cambio climático: influencia en la epidemiología y las estrategias de control de enfermedades animales. Prólogo. Rev. sci. tech. Off. int. Epiz., 2008, 27 (2), 301-302.

47. **Vallat B.** How to Improve Animal Health Worldwide. 2009 b. Reunión de Educación Veterinaria "Una formación veterinaria en evolución para un mundo más seguro". Organización Mundial de sanidad Animal (OIE). París, Francia, 12 – 14 de octubre de 2009. Disponible en: http://www.oie.int.

48. **Vallat B.** Un mundo, una salud. 2009a. Editorial. Organización Mundial de Sanidad Animal (OIE). Mayo 6 de 2009. Disponible en: http://www.oie.int/esp/edito/es_lastedito.htm.

49. **Virchow R.** (1985). Collected essays on public Health and epidemiology. Science History Publications, Canton, Massachusetts.

50. **Wear A.** (2008). Place, health, and disease: the airs, waters, places tradition in early modern England and North America. J. mediev. early mod. Stud., 38 (3), 443–465.

51. **World Bank** (2012). People, pathogens and our planet, Vol. 2: The economics of One Health. Report no. 69145-GLB. World Bank, Washington, DC.

52. **World Health Organization (WHO)** (1946). Preamble to the Constitution of the World Health Organization as adopted by the International Health Conference, New York, 19–22 June 1946, signed on 22 July 1946 by representatives of 61 States (Official Records of the World Health Organization, no. 2, p. 100) and entered into force on 7 April 1948.

53. **World Organisation for Animal Health (OIE)** (2013). World Animal Health Information System (WAHIS) disease reports. Available at: www.oie.int/wahis_2/public/wahid.php/ Diseaseinformation.

54. **Zeller H.** West Nile fever. European Centre for Disease Prevention and Control, Stockholm, Sweden. 2010. 2nd FAO_OIE-WHO Joint Scientific Consultation: Influenza and other Emerging Infectious Diseases at the Human Animal Interface. Verona, Italy, 27 – 29 de abril 2010. Disponible en: http://www.fao.org.

One Health Journals - "Open Access"

Infection Ecology and Epidemiology The One Health Journal (Sweden)

http://www.infectionecologyandepidemiology.net/index.php/iee

Veterinary Sciences (Switzerland)

http://www.mdpi.com/journal/vetsci

International Journal of One Health (India)

http://www.onehealthjournal.org/

One Health Official Journal of the One Health Foundation

http://www.journals.elsevier.com/one-health

http://www.onehealthinitiative.com/

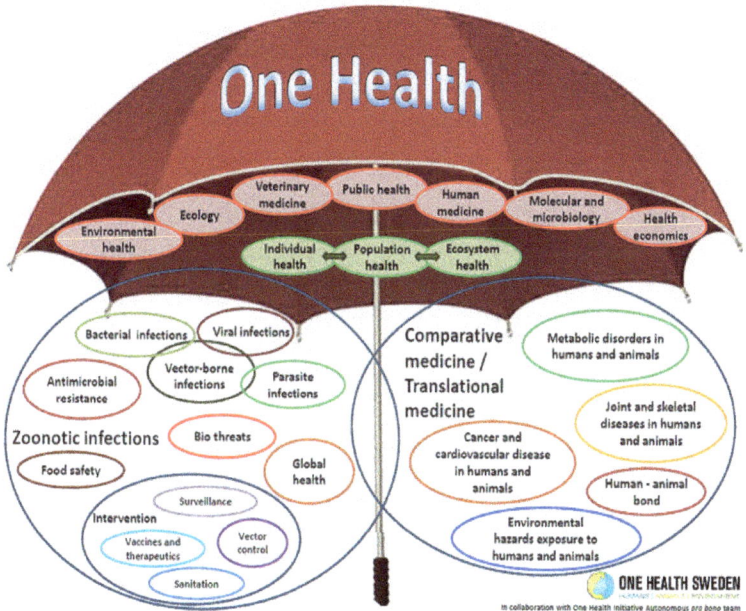

One Health

Environmental health · Ecology · Veterinary medicine · Public health · Human medicine · Molecular and microbiology · Health economics

Individual health ⇄ Population health ⇄ Ecosystem health

Bacterial infections · Viral infections · Vector-borne infections · Parasite infections · Antimicrobial resistance

Zoonotic infections · Bio threats · Food safety · Global health

Intervention · Surveillance · Vaccines and therapeutics · Vector control · Sanitation

Comparative medicine / Translational medicine · Metabolic disorders in humans and animals · Joint and skeletal diseases in humans and animals · Cancer and cardiovascular disease in humans and animals · Human - animal bond · Environmental hazards exposure to humans and animals

ONE HEALTH SWEDEN
In collaboration with One Health Initiative Autonomous pro bono team

www.ingramcontent.com/pod-product-compliance
Lightning Source LLC
Chambersburg PA
CBHW040928210326
41597CB00030B/5222